KB005429

여자와 골반

평생 몸이 살아나는 여성 골반 건강법

여자와 골반

카타야마 요지로 지음
정윤아 옮김

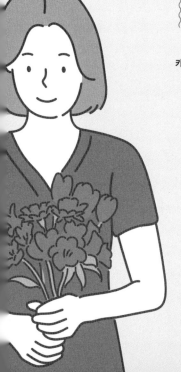
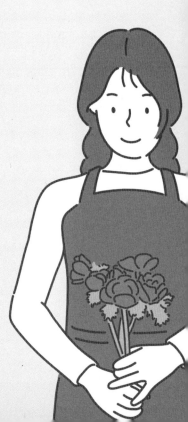

아덴슬리벨

정체整體란?

손을 이용한 민간요법, 대체요법의 하나. 미국의 카이로프랙틱chiropractic, 오스테오
파시osteopathy 등과 비슷한 맥락에서 골격이나 근육의 교정을 통해 몸의 균형을 도
모한다. 일본에서는 정식 자격증을 보유한 '정체사'라는 직업이 정착되어 있으며, 개
인이 운영하는 마사지전문점 등을 흔히 볼 수 있다.

_옮긴이

여자의 일생은
골반의 일생

정체를 가르치는 현장에서 골반의 움직임을 관찰해온 지도 거의 40년 가까이 되었다. 그 미묘한 골반의 움직임을 손으로 확인하며 내가 실감하게 된 것은 골반의 형태가 마치 얼굴 표정처럼 시시각각으로 달라진다는 사실이다.

골반은 이완과 수축을 하면서 몸 전체의 균형 상태가 순조롭게 변화해나갈 수 있게끔 움직인다. 사실 골반 움직임의 크기나 표정의 풍부함에 있어선 남자 골반보다 여자 골반이 압도적이다. 기본적으로 성 호르몬의 변화가 강력한 리듬으로 여자의 골반 움직임에 영향을 주기 때문이리라. 여자의 경우, 생리 주기는 물론이고 섹스와 임신, 출산에 의해서도 골반이 변화를 겪는다. 또 흥분하거나 긴장할 때, 집중할 때는 골반이 수축되고, 피곤해서 맥이 풀리거나 편안할 때는 골반이 이완되는 등 기분에 따라서도 달라진다. 대다수 여자들은 '자신의 골반이 변화되는 감각'을 일상적인 몸 컨디션의 변화로서 자연스럽게 받아들이고 있는 것 같다. 이런 맥락에서 보면, 남자보다 여자가 몸 컨디션에 더 많은 관심을 기울이는 것에 수긍이 간다.

여자는 골반의 변동이 큰 만큼 두통, 어깨 결림, 변비, 과민성대장증후군 등을 비롯해 우울증에 걸릴 확률이 압도적으로 높다. 그런데 흥미롭게도 여자의 자살률은 남성에 비해 현저하게 낮은 편이다. 경찰청 자료에 의하면, 여자의 자살률은 남자의 절반에도 미치지 않는다. 여성이 몸 상태가 나빠질 확률이 높음에도 불구하고 죽음을 선택하는 비율은 남자가 더 높은 것이다. 수명도 여자가 더 길다. 그렇다면 평소에 여자들의 몸과 마음을 지켜주는 무언가가 있는 것은 아닐까? 나는 골반에서 그 해답을 찾을 수 있다고 생각한다. 여자의 골반은 능동적으로 움직이면서 다양한 변화에 잘 적응할 수 있기 때문이다. 생리, 연애, 결혼 등으로 인해 여자의 골반은 열리거나 닫히고, 탄력 자체가 크게 변하기도 한다.

골반 움직임은 몸 컨디션과 긴밀한 관계에 있다. 골반 움직임이 거의 없는 남자의 경우, 여자에 비해 컨디션이 나쁘다고 느끼는 일이 드물고 뚜렷한 증상도 나타나지 않지만, 그것이 반드시 좋다고는 말할 수 없다. 남자들은 매일 쌓이는 피로와 몸의 불균형을 골반의 개폐운동(열림과 닫힘)을 통해 완화하거나 조절하지 못하기 때문에 어느 날 갑자기 생명에 지장을 줄 만큼 큰 병에 걸릴 수 있다. 반면 여자는 여러 가지 증상으로 컨디션이 들쭉날쭉하지만, 그것이 중병으로 악화되는 경우는 드물다.

항상 같은 상태로 머물지 않고 서서히 변화를 겪으면서 다음 단계로 나아간다는 점에서, 여자는 골반의 움직임에 따라 인생의 변화를 겪는다고 말해도 과언이 아니다. 골반이 움직이면 피로나 두통 등 다양한 증상이 나타날 수 있지만, 그러한 증상이 장기간 지속되지는 않는다. 골반은 이완되었다 수축되고, 기울어지거나 틀어졌다가 다시 원상태로 돌아오는 등 계속 균형을 맞추면서 변화해나간다. 일련의 변화가 무리 없이 유연하게 이루어지면 기분도 좋고, 좀 더 나은 컨디션으로 지낼 수 있다. 한편, 남자의 골반 움직임은 둔한 편이지만 건강을 위해서는 남자의 골반도 충분한 수축과 이완이 이루어지도록 하는 것이 좋다. 최근 몇 년 사이에는 골반 움직임을 감지하는 남자들이 조금 늘어난 것 같다. 그중에서도 퇴직한 남자들은 직장 생활의 속박에서 벗어나 스트레스가 줄어든 탓인지 골반 움직임이 자연스러워지는 경향이 있다.

골반의 풍부한 움직임은 삶의 묘미로 이어질 수 있다. 이 책은 여자 인생에서 중요한 의미를 갖는 골반 움직임을 스스로 의식하면서 삶을 좀 더 윤택하게 변화시켜 나가기를 제안한다. 골반을 의식함으로써 현재 자신의 몸 컨디션과 기분에 대해 더 잘 이해하게 될 것이다. 이제부터 생리와 섹스, 임신, 출산, 갱년기에 있어 여자의 골반이 어떻게 움직이는지 살펴보기로 하자.

~~~~~~ **차례**

제2장 생리와 자궁, 그리고 골반

제3장 섹스와 골반의 움직임

제4장 임신·출산과 골반

Q1. 불임 때문에 고민이에요 | Q2. 고령 출산이라 불안해요 | Q3. 진통촉진제는 사용하지 않는 게 나을까요? | Q4. 순산을 위한 정체법을 알려주세요 | Q5. 입덧을 줄이고 싶어요 | Q6. 정체법으로 역아를 바로잡을 수 있나요? | Q7. 진통을 줄이는 방법은 없을까요? | Q8. 출산 후 주의해야 할 점을 알려주세요 | Q9. 제왕절개인 경우, 산후에 특별히 더 조심해야 할 것이 있나요? | Q10. 아이 낳고 한 달 뒤부터 일해도 괜찮을까요? | Q11. 돈 안 들이고 혼자서 체형을 되돌릴 방법이 있을까요? | Q12. 출산 후 날씬해지려면 임신 중 어떤 습관을 기르면 좋을까요? | Q13. 젖이 잘 나오지 않을 때는 어떡하죠? | Q14. 산후 우울증을 가볍게 넘길 방법이 있을까요? | Q15. 요실금에 대처하는 방법을 알려주세요 | Q16. 출산 후 섹스 욕구가 안 생기면 비정상인가요?

제5장 갱년기와 골반

제6장 노화는 골반을 자유롭게 한다

제1장

골반이란?

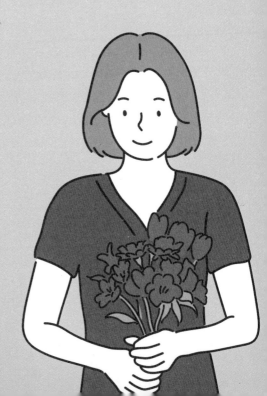

골반의 틀어짐

'골반이 틀어졌다'는 말을 들어본 적이 있을 것이다. '틀어짐 = 나쁘다'는 이미지가 강하지만 본래 골반은 항상 움직이고 있으므로, 틀어지는 현상 역시 움직임의 하나라고 이해하는 편이 옳다. 실제로 정지 화면으로 골반을 촬영하는 것은 아무 의미가 없다. 왜냐하면 골반은 어떻게 움직이는지가 중요하기 때문이다. 골반의 올바른 위치라는 게 정해져 있는 것도 아니다. 좌우의 불균형이나 틀어짐까지 모두 포함해서 이완과 수축을 계속 이어가는 것이 살아 움직이는 우리의 진짜 골반이다. 매일 리듬을 가지고 움직이면서 주변 상황에 대응하는 골반에 대해 좀 더 자세히 알아보자.

좋은 골반과 나쁜 골반

골반 자체가 좋다거나 나쁘다는 개념은 없지만 좋은 움직임과 나쁜 움직임은 확실히 존재한다. 생리가 끝난 뒤에 골반이 가볍게 느껴졌다면 그것은 좋은 움직임의 결과라고 할 수 있다. 골반이 한껏 열렸다가 닫히면 몸이 전체적으로 가뿐해지면서 상쾌함이 느껴진다.

생리 중에 골반이 틀어지는 것은 자연스러운 현상이다. 다리가 무거워지거나 허리에 힘이 들어가지 않고, 자주 붓는 현상 역시 마찬가지다. 단, 생리 뒤에도 같은 상태가 지속된다면 생리 직후 골반의 개폐운동이 충분하지 않았다는 증거다.

골반이 틀어졌다는 뜻은?

본래 바르게 고정되어 있는 신체의 균형이나 골반의 형태라는 것은 존재하지 않는다. 사람은 저마다 골반이 틀어졌다가 제자리로 돌아오는 움직임의 패턴을 갖는데, 골반이 얼마만큼 자유롭게 움직이는지에 따라서 활력의 크기가 결정된다. 따라서 틀어진 골반이 무조건 나쁘다는 식의 고정관념에서 하루빨리 벗어나도록 하자. 골반의 틀어짐(특히 좌우 불균형)은 살아 있는 동안 반드시 경험하게 되는 골반 변화 중 하나일 뿐이다.

피곤함이 느껴질 때 골반은 확실히 틀어져 있지만, 그것을 '(골반이) 느긋하게 쉬고 싶어 하는구나' 정도의 메시지로 받아들이는 것이 바람직하다. 단, 틀어진 상태가 고정되어 지속된다면 문제가 있다.

골반이 심하게 틀어진 몸은 오히려 변화를 소화할 만큼의 체력을 가졌다는 의미이기도 하다. 나는 틀어진 골반을 반드시 교정해야 한다고는 생각하지 않는다. 다만 골반 교정을 받고 바른 형태로 교정되었다가 다시 틀어졌더라도 전체적으로 좋은 느낌을 받았다면 그것 역시 나름대로 가치가 있다고 본다.

네 발 달린 동물에게는 골반이 있다

사람이 네 발로 걷는다고 상상해보면, 견갑골과 골반이 각각 앞다리와 뒷다리에 연결되어 있는 형태가 된다. 사지를 가진 동물의 구조는 기본적으로 같다. 포유류뿐만 아니라 조류도 골반을 갖고 있다. 공룡의 골반도 크기만 다를 뿐 구조는 별반 다르지 않다.

네 발 달린 동물의 골반은 공통적으로 좌우에 관골(장골+좌골+치골)이 있고, 한가운데 천골이 있다. 사람의 경우, 네 발로 걷는 동물과 동일한 구조를 가진 채 직립보행을 하기 때문에 골반에 큰 부담이 가해진다. 출산할 때 역시 아기의 큰 두개골이 골반을 통과하게 되므로 다른 동물에 비해 엄청난 변화를 겪는다고 볼 수 있다.

골반의 기본적인 움직임을 직접 느껴보자

골반이 '이완된다', '수축된다', 혹은 '열린다', '닫힌다'는 표현이 일반적으로 쓰이고 있긴 하지만, 그것을 직접 느낄 수 있는 사람은 별로 없는 것 같다. 어떻게 하면 골반의 움직임을 느껴볼 수 있을까? 우선, 골반의 뼈 중 하나인 장골의 폭이 넓어지거나 좁아지는 느낌을 찾아내도록 하자. 방법은 호흡할 때 골반의 움직임을 느껴보는 것이다.

골반은 반복되는 호흡과 함께 1분에 12~16회 정도 움직인다. 호흡이 깊어지면 골반도 부드럽게 부풀었다 줄어든다. 그것은 골반을 감싸고 있는 아랫배가 깊은 호흡을 하고 있다는 뜻이기도 하다.

1. 허리에 손을 얹으면 골반 윗부분의 장골이 만져진다. 그 상태에서 복식 호흡을 깊게 한다.
2. 숨을 들이마실 때 골반 윗부분이 옆으로 넓어졌다가, 내쉴 때 좁아지는 것을 느낄 수 있다.

골반의 움직임을 좀 더 자세하게 알아보자. 몸으로 직접 느끼기는 쉽지 않지만, 골반은 다음과 같이 움직인다.

● 골반의 기본적인 움직임

좌우 양쪽에 있는 장골은 치골결합을 중심으로 꽃잎처럼 열리거나 닫히며, 관골은 장골, 좌골, 치골로 구성되어 있다. 골반기저부(치골, 좌골, 천골의 아랫부분)에서 꽃받침처럼 골반을 받치는 근육인 골반기저근의 움직임에 따라 골반은 수축되거나 이완된다.

【우측에서 비스듬히 내려다본 골반】

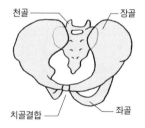

【뒤에서 본 골반】

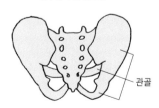

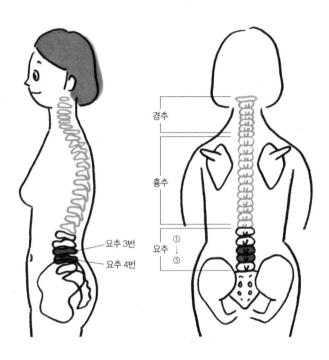

경추

흉추

요추

요추 3번
요추 4번

①
↓
⑤

● 호흡하는 골반

편안한 상태일 때

【숨을 들이마실 때】

골반 윗부분이
넓어진다

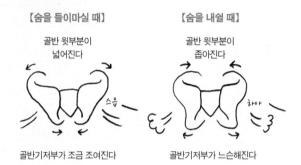

스읍

하아

골반기저부가 조금 조여진다

【숨을 내쉴 때】

골반 윗부분이
좁아진다

골반기저부가 느슨해진다

긴장, 집중할 때

【숨을 들이마실 때】

골반 윗부분이
넓어진다

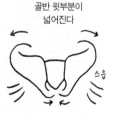

스읍

골반기저부가 강하게 수축된다

【숨을 내쉴 때】

골반 윗부분이
강하게 수축된다

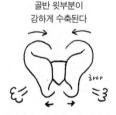

하아

골반기저부가 아주 조금 이완된다

● 자신의 골반을 이미지화해 보자

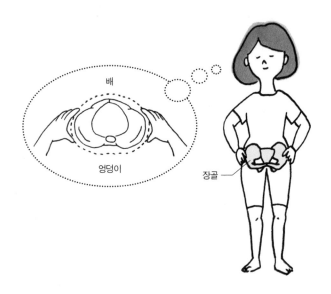

배

엉덩이

장골

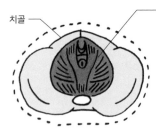

치골

골반기저근

골반기저부를 수축시키는 몇 가지 근육들을 총칭하는 말. 항문을 조인다고 상상하면서 골반기저근 전체를 수축시킬 수 있다. 긴장하거나 참을 때, 힘주어 버틸 때도 수축된다.

- **골반 윗부분의 움직임**

· 편안한 상태이거나 긴장한 상태에서 숨을 들이마실 때는 골반 윗부분
  이 옆으로 넓어지고, 숨을 내쉴 때는 좁아진다.

· 생리할 때나 힘 빠지고 긴장이 풀렸을 때는 골반이 더 크게 벌어지면서
  느슨해진다.

- **골반 아랫부분의 움직임**

· 아랫배 바닥 쪽을 위에서 내려다본다고 상상하면서 골반기저부를 이미
  지화해 보자. 항문과 회음부 주위의 근육을 총칭하여 골반기저근이라고
  부르는데, 대소변을 참을 때의 느낌을 재현하면 이 부분이 꽉 조여진다.
  자세를 바르게 잡고 집중해야 할 때 흔히 항문에 힘주라고 말하는 이유
  도, 온몸의 긴장이 시작되는 지점이 바로 골반기저부이기 때문이다.

- **편안한 상태일 때의 골반기저부와 호흡의 관계**

· 휴식을 취하는 자세에서는 숨을 내쉴 때 골반기저부가 조금 느슨해진
  다. 숨을 들이마실 때보다 내쉴 때 더 편안하게 이완된다.

· 골반기저부가 잘 이완되면 호흡은 자연스럽게 더 깊어진다. 처음에는
  숨을 들이마실 때 골반 전체가 크게 부풀어 오르듯 움직이는데, 더 편
  안하게 이완될수록 숨을 마실 때보다 내쉴 때 숨의 길이가 더 길어진

다. 숨을 끝까지 모두 내뱉는 순간, 골반뿐 아니라 온몸에서 힘이 빠지며 깊이 이완된다.

· 몸과 마음이 자연스럽게 편안해질 때는 아랫배 바닥 쪽에 의식을 두고 힘이 빠져나가는 상상을 해보자. 그렇게 하는 것만으로도 골반기저부가 더 잘 이완된다.

● 긴장·집중할 때의 골반기저부와 호흡의 관계

A. 적당한 긴장 상태인 경우

· 긴장(혹은 집중) 상태에서 숨을 내쉴 때는 골반 윗부분이 골반기저부를 지렛대 삼아 더 강하게 수축되려는 경향을 보인다. 반면, 골반기저부는 숨을 내쉴 때 약간 이완되는 데 그친다.

B. 지나치게 긴장한 경우

· 심한 긴장 때문에 골반기저부가 너무 딱딱해지면, 골반을 수축시키는 중심축이 굳어져 녹슨 것처럼 되어버리기 때문에 골반 윗부분(좌우의 장골)이 제대로 수축할 수 없게 된다. (p41 그림 참고)

위의 내용을 바탕으로 호흡할 때마다 자신의 골반 움직임을 의식해보자. 골반이 24시간 내내 움직이고 있다는 사실을 몸으로 직접 느껴보기 바란다.

● 골반을 공이라고 상상해보자

【공 아랫부분이 골반】

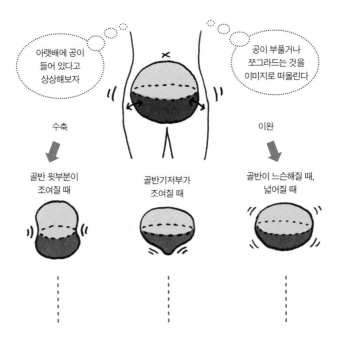

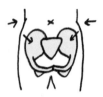 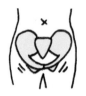 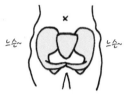

· 아랫배가 조여지고 수축됨
· 즐겁게 웃거나 집중할 때
  (정말로 즐거워야 수축됨)
· 의식적인 수축은 불가능함
· 골반기저부의 탄력과 여유가 필요함

· 긴장감이 높아질 때
· 흥분할 때
· 분발할 때
· 참을 때
· 대소변을 참을 때

· 매우 편안한 상태
· 힘이 빠졌을 때
· 생리 중 또는 출산 후
· 골반이 이완되고 넓어지면
  아랫배도 이완됨

골반의 수축	골반의 이완
긴장, 흥분, 집중	힘빠짐, 편안함
각성, 활동	수면, 휴식
생리 후 ~ 배란기	생리 중, 임신, 출산
초여름(5월), 늦가을~겨울	봄
인생의 상승기, 전성기, 사춘기	인생의 하강기, 상실기, 노후

여자의 골반 움직임

여자의 골반은

1. 호흡할 때마다 움직인다.

2. 【집중, 흥분 ↔ 안정】을 반복하면서 움직인다.

3. 【각성 ↔ 수면】을 반복하면서 움직인다.

4. 생리 주기를 따라 움직인다.

5. 출산으로 인해 움직인다. (생리는 출산의 축소판)

그 밖에도 계절의 변화, 생애주기에 의해서도 계속 움직인다.

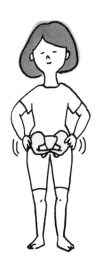

알맞은 집중은 기분 좋은 편안함으로 이어지지만, 과도한 집중이나 흥분, 과로
등은 불만족감과 피로감, 실망감을 가져온다.

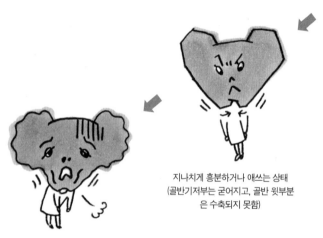

지나치게 흥분하거나 애쓰는 상태
(골반기저부는 굳어지고, 골반 윗부분
은 수축되지 못함)

실망해서 맥이 빠지고 불만족스러운 상태
(골반기저부는 굳어지고,
골반 윗부분만 크게 벌어짐)

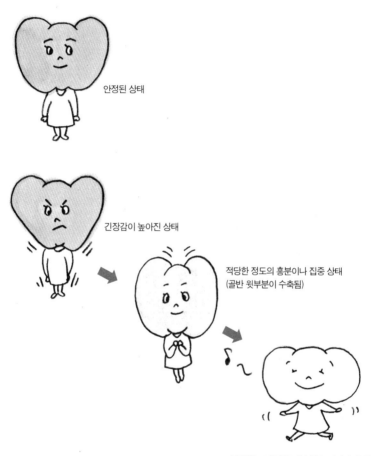

안정된 상태

긴장감이 높아진 상태

적당한 정도의 흥분이나 집중 상태
(골반 윗부분이 수축됨)

집중하고 난 뒤의 기분 좋은 이완감, 충족감
(골반이 말랑말랑)

온몸으로 연결되는 골반 움직임

골반은 몸 전체와 연동되어 움직인다. 예를 들어 두개골은 전혀 움직이지 않을 것처럼 보이지만, 두개골을 이루는 뼈들의 이음매에선 움직임이 있으며, 의외로 부드러운 편이다. 물로 가득 찬 두피 안에 두개골 조각들이 둥둥 떠 있는 이미지를 상상해보라. 두개골은 주변 지방 조직이나 근육의 두께가 거의 없어서, 골반보다 더 잘 움직일 수 있는 조건을 갖추고 있다.

두개골에 속하는 후두골에는 '람다봉합lambdoid suture'이라 불리는 삼각형의 이음매(좌우의 두정골과 후두골이 거꾸로 된 V자 형태로 연결된 부분)가 있는데, 생리 등으로 인해 골반이 이완되어 있을 때 람다봉합 부위에 손끝을 대고 좌우로 움직이면, 뼈의 이음매 부분에서 높낮이가 다른 것(후두골 쪽이 오목하게 들어감)이 느껴진다. 한편, 골반이 수축되어 있을 때는 후두부가 둥글게 돌출되고, 골반이 느슨해지면 후두부가 전체적으로 납작해진다. 후두부의 형태는 사람마다 다르지만, 튀어나왔다 편평해졌다 하는 움직임은 누구에게서나 공통적으로 나타난다.

두개골과 골반의 연동을 느껴본다

골반과 두개골은 서로 연결되어 있다. 후두부의 람다봉합에 손을 얹고 항문에 힘을 줬다가 빼보자. 뒤통수가 미약하게나마 움직이는 것이 느껴지는가? 골반의 상태는 위아래를 뒤집는 형태로 후두부에 반영된다. 골반기저부가 강하게 수축되면 울트라맨처럼 정수리가 뾰족해진다.

얼굴 표정도 마찬가지다. 집중하는 동안에는 골반 윗부분이 수축되어 두 눈의 간격이 좁아져 날카로운 인상으로 변하고, 반대로 골반이 느슨해지면 두 눈의 간격이 넓어진다. 흔히 연애를 하면 얼굴에서 빛이 난다고 하는데, 골반이 이완되면서 몽롱하고 나긋나긋한 표정이 되기 때문이다. 단, 긴장과 흥분 상태가 지속되어 골반기저부가 계속 수축되기만 한다면 심신이 불안정해질 것이다. 제대로 집중하려면 중간중간 휴식을 취하는 여유가 필요하다.

두개골은 기본적으로 골반과 동시에 움직이지만, 두개골이 약간 더 먼저 긴장하는 편이고, 안정감을 느낄 때는 골반보다 더 늦게 반응하는 경향이 있다. 정수리부터 손끝까지 몸 전체는 골반과 연동해서 움직인다. 이 말은 손가락과 발가락으로 골반의 상태를 추측할 수도 있다는 것을 의미한다. 일반적으로 손은 새끼손가락을 중심으로 힘을 집중시키는데, 주먹을 쥐고 새끼손가락에 힘이 들어가기 쉬운 상태에서는 골반이 벌어지지 않는다. 반대로 골반이 느슨하게 벌어진 상태에서는 손가락에 힘이 들어가기 어렵다. 힘을 주는 데 중요한 역할을 하는 새끼손가락에 힘이 집중되지 않는 상태가 만성화되면, 새끼손가락을 제외한 나머지 손가락들에 필요 이상의 부하가 계속 걸리면서 건초염 등이 생길 확률이 높아진다.

한편, 발은 엄지발가락에 힘이 들어가는지 여부가 골반의 상태를 나타낸다. 골반이 수축되면 엄지발가락에 체중이 실리기 쉬운 상태가 되어 하반신이 가벼워진다. 걷거나 뛸 때는 엄지발가락이 지면을 밀어내기 때문에 골반이 수축되어 있으면 더 수월하고 빠르게 움직일 수 있다. 반대로, 골반이 이완되어 있을 때는 발바닥 바깥쪽(새끼발가락 쪽)에 체중이 실린다. 그렇게 되면 엄지발가락으로 지면을 밀어내기 힘들어지고, 엄지발가락 관절에 무리한 힘이 가해져 무지외반증(엄지발가락이 새끼발가락 쪽으로 휘어지는 변형증) 등에 걸리기 쉽다.

또한 발바닥 중심에서 바깥쪽으로 지속적인 하중이 가해지면 종아리 바깥쪽 근육이 늘어나 다리의 피로감이 심해지고, 발목이 붓는 경우도 생긴다. 평소 후두부의 형태나 허리와 다리, 손 등에서 느껴지는 변화를 통해 골반 상태에 관심을 기울인다면 골반의 움직임을 점점 더 잘 이해하게 될 것이다.

골반은 좌우의 움직임에 차이가 있다

골반의 좌우 움직임에는 시간차가 있다. 매우 집중할 때나 느긋하게 쉴 때 이외에는 좌우 양쪽이 동시에 움직이는 경우가 거의 없다. 좌우 격차가 크게 날 때는 대부분 피로를 느끼거나 결리는 등의 증상이 나타난다. 긴장감이 높은 상태에서 이완되는 상태로 변화하는 과정에서 좌우 골반의 차이가 나타나므로, 좌우의 차이는 일종의 '이행 기간' 또는 '중간 과정'이라고 생각할 수 있다.

예를 들어 운동이나 등산, 춤추기, 음악 듣기 등 즐겁게 집중하는 상황에서는 골반이 자연스럽게 수축되었다가 이후에

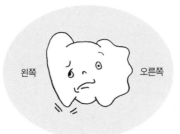

왼쪽   오른쪽

오른쪽 골반은 이완되었는데
왼쪽 골반이 이완되지 않은 상태

좌우 골반이 균등하게 이완되는 경우가 많다. 그 결과 적당히 기분 좋은 피로감이 느껴지고, 다시 골반이 수축될 때도 좋은 기분이 유지된다. '즐겁다', '기분 좋다'는 느낌은 이처럼 골반과 밀접한 관계에 있다. 좌우 골반이 이완되어 갈 때 시간차가 생기면 그만큼 기분 좋은 느낌이 나지 않는다.

대부분 일상생활이나 업무 중에는 오른쪽 골반이 더 쉽게 이완되며, 좀처럼 수축되지 않는다. 즉 오른쪽이 먼저 벌어지고 나서 왼쪽이 뒤따라서 느슨해진다(개인에 따라서는 왼쪽부터 벌어지는 사람이 있을지 모르지만, 그런 경우를 본 적이 없다). 오른쪽 골반이 느슨해지면서 벌어졌는데도 왼쪽 골반이 움직이지 않으면 우리는 피로감을 느끼거나 두통, 어깨 결림 등의 여러 가지 증상을 호소하게 된다. 반대로, 오른쪽 골반과 거의 동시에 왼쪽 골반이 이완될수록, 기분 좋은 나른함 혹은 상쾌한 느낌과 함께 피로감이 해소된다.

골반은 왼쪽이 잘 이완되지 않는 경우가 많으므로, 좌우 골반의 격차가 클 때는 왼쪽 골반을 약간 풀어줌으로써(p56 참고) 긴장감을 완화시킬 수 있다. 좌우 골반이 완전히 이완되고 나면 자동으로 수축되기 시작하는데, 생리 중에도 생리 기간 이외에도 '긴장 완화 ↔ 집중(이완 ↔ 수축)'의 과정은 거의 비슷하다. 사람의 몸 전체는 긴장과 이완을 끊임없이 반복하는데, 그중에서도 전신의 균형을 관장하는 '움직임'이 분명하게 드러나기 쉬운 부위가 골반이다.

부채처럼 골반을 여닫는 골반기저부

골반을 조이기 위해서는 골반기저근을 단련시켜야 한다는 게 일반적인 생각이지만, 사실 골반을 조인다는 것은 골반 윗부분이 수축된 상태를 의미한다. 골반기저근 트레이닝이 골반의 수축과 직결되지 않는다는 사실을 먼저 알아두자. 골반 주변 근육 중에서 의식적으로 조절 가능한 것이 바로 골반기저근이다. 집중하려고 의식하는 것만으로도 즉시 수축되고, 스트레스를 받거나 대변을 참을 때도 수축되며, 뭔가에 열중하는 동안에도 계속 수축된다. 그러나 골반 윗부분은 아무리 의식적으로 수축하려 해도 잘 되지 않는다.

골반은 부채, 골반기저부는 부채의 사북이라고 생각해보자. 단, 실제 부채와 조금 다른 점은 부채의 사북(골반기저부)이 완전히 고정되어 있지 않다는 것이다. 골반은 수축되어 단단해지거나 이완되어 부드러워지는 사북을 가진, 융통성이 큰 부채라고 생각하면 된다. 편안한 상태일 때는 숨을 내쉼과 동시에, 자연스럽게 골반기저부도 이완된다. 즉, 사북이 느슨해진다. 하지만 지나치게 늘어지면 아코디언의 주름상자 같은 상태가 되며, 숨을 들이쉬거나 내쉴 때 제대로 수축과 이완을 하지 못 한다. 한편, 집중하려고 할 때는 골반기저부의 움직임 패턴이 달라진다. 숨을 내쉴 때 골반기저부는 크게 이완되지 않고 견고하게 조여진 사북이 되며, 이때 골반 윗부분은 더 강하게 수축될 수 있다.

● 골반기저부를 부채의 사북이라고 생각해보자

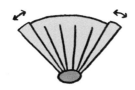

자연 상태의 사북.
적당한 탄력이 있어서
수축이나 이완이 가능하다.

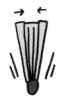

강하게 닫힌 상태의 사북.
견고하게 조여져 있다.

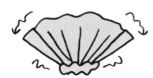

느슨한 상태의 사북.
너무 흐물흐물해서
제 기능을 못한다.

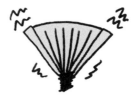

너무 딱딱한 사북.
굳어버리면 수축이나
이완 모두 불가능하다.

골반의 윗부분과 아랫부분

집중도를 최고로 끌어올리기 위해서는 골반 윗부분을 수축시킬 필요가 있다. 그러나 골반 윗부분을 의도적으로 제어할 수는 없다. 호흡도 조절하기가 쉽지 않지만 골반 윗부분은 호흡보다 몇 배 더 조절하기 어렵다.

청중으로 가득 찬 무대에 오르는 장면을 머릿속에 떠올려 보자. 긴장감으로 인해 손발에 힘이 들어가거나 다리가 떨릴지도 모른다. 열심히 집중하려고 노력하면 골반기저부(골반 아랫부분)를 기점으로 전신에 힘이 들어간다. 흥분 정도가 심해져서 골반기저부가 지나치게 조여들며 딱딱해지면, 높은 집중 상태에서 골반 윗부분을 수축시키는 사북으로서의 역할도 하지 못하고 온몸이 굳어버린다. 골반기저부의 수축이 적당한 수준에서 이루어지지 않으면 무대에 집중하기는커녕 그 자리에서 당장 도망치고 싶어질 것이다.

골반기저부는 골반의 사북(부채의 사북)이다. 사북이 지나치게 딱딱해지면 녹슨 것처럼 뻣뻣해져서 부채(골반)를 제대로 접지 못하게 된다. 따라서 긴장 상태가 오래 지속될 때는 어깨 힘을 빼거나 음악을 듣는 등 몸이 편안하게 유지되도록 의식적으로 노력하여 골반 윗부분을 조임으로써 고도의 집중력을 발휘할 수 있다.

흔히 운동선수가 경기에 앞서 음악을 들으며 심호흡하는 광경을 볼 수 있는데, 심호흡 역시 골반기저부를 느슨하게 만들기 때문에 골반 윗부분이 좁아지는 데 도움이 된다. 앞서 설명했던 바와 같이, 집중한 상태에서는 숨을 내쉴 때 골반 윗부분이 수축된다. 이 말은 긴장했을 때도 숨을 길게 내뱉을 수 있다면, 그만큼 질 높은 집중이 가능하다는 뜻이다.

골반기저부가 딱딱하게 굳어질수록 숨을 길게 내뱉기가 쉽지 않다. 긴장감 때문에 천천히 길게 숨을 내쉬기 어려울 뿐만 아니라 호흡 자체가 어려워지는 경우도 있다. 호흡이 불규칙해지면 우리 몸의 기능이 전체적으로 떨어진다. 그럴 때는 입술을 삐죽 내민 상태에서 호흡해보자. 입술을 내밀면 입 주변과 골반기저부가 느슨해지고, 동시에 호흡이 빠져나가는 출구가 좁아져서 숨을 길게 내쉴 수 있다.

입에서 항문까지, 우리 몸은 소화관이라는 한 개의 관으로 연결되어 있다. 입구인 입술과 출구인 항문은 서로 연동하면서 거의 동시에 긴장과 이완을 반복한다. 입술 근육은 긴장하면 단단히 조여진 상태로 굳는다. 이때 입술을 내밀면 긴장했던 입술 근육이 다소 이완되면서 동시에 항문(골반기저부)도 느슨해지는 효과가 있다.

집중하기 위해서 심호흡할 때, 운동선수들은 숨을 내쉬면서 입술을 삐죽 내밀곤 한다. 유명 피겨스케이팅 선수인 하뉴 유즈루羽生結弦가 아이스링크에 오르기 전이나 럭비 월드컵으로 유명해진 고로마루 아유무五郎丸步 선수가 페널티킥을 차기 전에 마치 의식을 치르듯 입술을 내미는 것을 볼 수 있다.

입술 사이로 혀를 내밀면, '입술 → 항문 → 골반기저부' 순으로 느슨해진다. 농구를 좋아하는 사람이라면 '농구의 신' 마이클 조던Michael Jordan이 집중을 요하는 순간에 혀를 내민다는 사실을 잘 알고 있을 것이다. 조던의 경우에는 혀를 내미는 방식이 매우 특이하지만, 우리 주위를 둘러보면 집중할 때 혀를 내미는 버릇을 가진 사람이 의외로 많다.

긴장과 이완이 골반기저부에 미치는 영향

즐거울 때는 골반기저부가 과도한 긴장 없이 자연스럽고 적당한 수준의 부드러움과 탄력을 겸비한 상태가 된다. 그리고 결과적으로, 골반 윗부분을 수축시키는 부채의 사북 역할을 골반기저부가 잘 해낼 수 있도록 만든다. 골반 윗부분은 알맞은 집중 상태일 때 반드시 수축되지만, 즐거울 때도 자연스럽게 수축되곤 한다. 예를 들어 큰 소리로 웃을 때나 즐거운 일에 푹 빠져 있을 때는 누구나 골반 윗부분이 쉽게 수축된다.

집중하려고 열심히 노력했음에도 불구하고 잘 되지 않았

다면, 골반기저부(골반기저근)가 지나치게 긴장한 나머지 부채의 사북 기능을 상실한 것이라고 볼 수 있다. 어떤 근육이나 마찬가지이지만, 탄력을 잃지 않게끔 제대로 수축되려면 우선 이완이 잘 이루어져야 한다. 즉 이완이 잘될수록 수축도 그만큼 원활해진다.

최근 우리의 일상은 바쁜 업무와 생활로 인해 긴장을 풀 만한 여유가 사라지고 있다. 그 결과 골반기저부의 수축 상태가 만성화되면서 이완도 안 되고, 더 이상 수축도 안 되는 사람들이 늘어나고 있는 실정이다. 예를 들어 심한 변비나 실금 증상으로 고민하는 사람들을 보면, 골반기저부가 수축은 물론이고 이완도 안 되는 상태일 때가 많다. 골반을 수축시키기에 앞서 이완이 잘 이루어지도록 하는 것이 건강한 골반을 갖는 지름길이다.

골반은 쉬어야 할 타이밍을 알려준다

골반은 순조로운 변화를 통해 우리 몸의 컨디션을 조절해준다. 그러므로 중간에 정체되지 않고 다음 단계로 이행할 수 있을 만큼의 탄력과 융통성을 유지하는 것이 중요하다. 그 비결은 골반이 이완되었을 때 제대로 휴식을 취하는 것이다.

사람에 따라서 다르긴 하지만, 골반이 많이 이완되면 보통 다음과 같은 증상들이 나타난다. 체중은 변하지 않았는데 앉아 있을 때 허벅지와 허리둘레가 평소보다 늘어난 느낌이거나, 서 있을 때 양 다리 사이의 폭이 넓어진 경우, 또는 시도 때도 없이 졸음이 쏟아지는 경우를 경험하는 것이다. 또 요리, 청소, 빨래 등 평소에 늘 하던 집안일이 갑자기 귀찮고 버거워지거나 멍한 상태로 하루를 보내기도 하고, 치매에 걸린 게 아닐까란 생각이 들 정도로 기억력이 떨어지는 경우도 있다. 마음이 약해져서 별것 아닌 TV 장면에서 눈물을 쏟거나 웃음을 터뜨리기도 하고, 예전 같으면 도저히 용납할 수 없었던 일이나 사람에 대해서도 관대해진다.

골반의 이완은 겨울잠과 비슷하다. 내장의 대사 능력도 떨어지고, 술에 강하던 사람이 갑자기 약해지는 경우도 생긴다. 만약 이런 증상들이 나타난다면 휴식을 취해야 할 시기라고 생각해야 한다. 이 기간은 짧게 끝날 수도 있고 몇 년 단위로 길어질 수도 있다. 일을 하는 사람이라면 야근이나 휴일 근무를 가능한 한 피하고 여유 있게 생활할 필요가 있다. 집안일 역시 가족이나 외부의 도움을 얻어 나만의 휴식 시간을 최대한 확보해보자. 충분한 휴식은 유익한 변화를 불러올 것이다.

골반 다이어트

항간에 알려진 '골반 다이어트'란 벨트로 골반을 고정시켜 골반이 수축된 상태를 유지하도록 교정하는 것으로, 날씬한 체형을 원하는 여성들에게 인기를 끌고 있다. 평소 골반이 아주 느슨한 상태로 머물러 있는 사람은 골반이 자연스러운 중립 상태인 사람보다 살찌기 쉽다.

예를 들어 출산 후 골반이 느슨해진 상태에서 무리하는 경우, 골반이 넓어진 상태로 고정되어 살이 찔 수 있다. 그런 경우 본인에게 골반을 조일 수 있는 힘이 잠재되어 있다면, 벨트로 골반을 조이는 등의 '골반 교정'에 의해 살을 뺄 수도 있을 것이다. 실제로 허리둘레를 몇 센티 정도 일시적으로 줄이는 일은 생각보다 어렵지 않다. 하지만 대부분은 다시 원상태로 되돌아오기 마련이다.

골반은 수축과 이완을 계속 반복할 수 있는 상태인지가 중요하기 때문에, 수축된 상태로 고정시키는 것은 바람직하지 않다. 벨트로 골반을 단단히 조인다는 발상에 공감할 수 없는 까닭은 그것이 골반 스스로 이완하고 느슨해질 자유를 박탈하기 때문이다. 누구나 긴장을 풀고 몸을 쉬게 할 여유가 필요하다. 골반의 움직임에 인위적으로 개입할수록 골반의 자율적인 리듬에는 악영향을 끼치게 될 것이다.

골반 교정과 정체

'골반 교정'은 벌어진 상태의 골반을 교정하여 타이트하게 조이는 것을 목적으로 하는 경우가 많다. 골반이 벌어지거나 좌우 골반이 차이 나는 것을 모두 나쁘다고 생각한 데서 비롯된 치료 방법인 듯싶다.

일반적으로 '정체整體'란 '틀어진 골반을 정상적인 상태로 만든다'는 목적을 갖고 있다. 하지만 시술 후 일어나는 몸의 반응까지 고려한다면, 실제로 우리 몸이 틀어지지 않은 상태로 고정된 채 유지되는 일은 없다. 틀어짐을 바로잡는 시술을 받고 나서 몸이 그것에 반응해 이렇게 저렇게 움직이다가 결과적으로 상태가 좋아지는 경우는 있다. 이른바 '골반 교정'을 받았다고 하면, 대체로 이러한 일들이 몸에 일어나는 것 같다. 만약 골반의 움직임이 원활하지 않고, 수축과 이완으로 골반의 균형을 이루지 못할 정도의 몸 상태라면 '교정'이라는 자극으로 골반을 자발적으로 움직이게 할 가능성도 있다고 본다. 여기서 한 가지 주의할 점은 생리로 인해 골반이 이완되려고 할 때 무리하게 조여서는 안 된다는 것이다. 이런 일은 강한 충격을 주는 것이나 다름없어서 생리가 멈추는 불상사가 벌어질 수도 있다. 그래서 생리 기간에는 정체를 아예 시술하지 않는 정체사도 있다.

나만의 정체법 - 이완하기

정체의 기본은 우리 몸을 이완시키는 것이다. 예를 들어 생리 기간에는 골반이 벌어지면서 저절로 느슨해지기 때문에 골반을 부드럽게 움직일 수 있는 기회로 활용할 수 있다. 생리 중이든 아니든 간에 정체의 기본적인 시술은, 골반의 자발적인 움직임을 그대로 따라갈 수 있도록 약간 보조하는 식이다.

생리 1일째와 2일째에 골반은 느슨해지기 시작하면서 평소보다 약간 넓어진다. 3일째, 4일째에는 골반이 완전히 벌어졌다가 곧바로 조여들기 시작하는데, 이 시기에 완전히 벌어지지 않는 경우도 있다. 생리로 인해 골반이 벌어졌는지, 아니면 다른 이유로 느슨해졌는지 여부는 시술을 진행하면 어느 정도 알 수 있다. 그러나 골반을 만지는 것만으로는 확실하게 알 수 없으므로 시술 전에 생리 주기를 묻는 경우가 많다.

일 년을 통틀어 봤을 때, 봄은 생리 중일 때와 마찬가지로 골반이 쉽게 벌어지는 계절이다. 신체적인 균형에 있어 변화가 크고 몸과 마음이 예민해지기 쉬운 계절이므로, 이 시기에 효율적으로 휴식을 취할 수 있다면 이후 몸 상태에 큰 도움이 된다. 시술받은 사람들 중에는 골반이 이완되면 온몸에 힘이 빠져 축 처지는 경우도 있지만, 충분히 이완되어야 수축도 제대로 이루어지는 것이 골반이다. 골반을 잘 수축시키기 위해 필요한 것은 타이트하게 조이는 교정이 아니라 골반이 느슨해지고 싶어 할 때 마음껏 이완할 수 있게 해주는 일이다.

Q&A
골반에 대해 알아보자 〰〰〰〰〰〰〰〰

Q1. 골반을 세운다는 건 어떤 감각인가요? '등 근육을 편다, 즉 골반을 세운다'는 말을 자주 듣지만, 어떤 느낌인지 잘 모르겠어요. (46세)

A. 사실 골반을 세워야겠다고 의식하면서 할 수 있는 일은 허리나 등을 뒤로 젖히는 정도입니다. 하지만 배꼽 아래에 있는 단전에 힘을 주고 골반을 꽉 조이는 것만으로도 자연스럽게 골반을 세울 수 있지요. 저는 시술할 때 지나치게 긴장되어 있는 골반 주변 근육을 풀어주기 위해 노력합니다. 특히 골반기저부의 긴장을 풀면 골반 윗부분은 자연스럽게 수축되지요(단, 생리 1~2일째처럼 골반이 느슨해지려고 할 때는 더 많이 이완되며 힘이 풀림).

그러면 대개의 경우 골반기저부에 적당한 탄력이 생기면서 배에도 자연스럽게 힘이 들어가고, 굳이 자세를 의식하지 않더라도 꼿꼿하게 몸을 유지할 수 있습니다. 이때 어깨뼈나 팔의 힘은 빠진 상태로 골반이 몸통에 매달려 있는 듯한 느낌을 받게 되지요. 운동이나 춤을 배울 때 '어깨 힘 빼라'는 말을 자주 듣게 되는데, 어깨를 비롯한 상반신에 과도한 힘이 들어가면 골반기저부도 동시에 굳어지기 때문에 골반이 잘 서지 못합니다. 등 근육을 펴고 턱을 당기면 목에 힘이 들어갑니다. 이것은 의식적으로 집중하기 위한 자세로, 이때 항문을 지나치게 조이면 긴장감이 높아져 골반기저부가 딱딱하게 굳지요. 군대에서 정렬할 때도 이런 자세를 취하고요.

언뜻 보기엔 등 근육을 펴고 똑바로 서 있는 것처럼 보이지만, 골반이 자연스럽게 서는 진짜 좋은 자세라고는 할 수 없습니다. 골반의 움직임과 자세에 대해 다시 한번 정리해볼게요. 골반이 수축되면 자연스럽게 등 근육은 펴집니다. 그리고 앞서 설명한 바와 같이 골반을 수축시키는 움직임에는 2가지 단계가 있어요.

1단계는 의식적으로 항문, 즉 골반기저근에 힘을 주는 것인데, 이것을 '하부 수축'이라고 해둡시다. 2단계는 좋은 집중 혹은 무술이나 스포츠에서 흔히 말하는 무아의 경지, 몸의 움직임이 최고조에 달하는 플로우flow 등, 신체와 의식이 자연스럽게 흐르는 듯한 감각 속에서 골반 아래 부분의 탄력을 받으며 윗부분이 조여지는 '상부 수축'입니다. 골반이 상부 수축일 때는 골반 전체가 앞으로 기울어지기 쉬워서 허리가 들어가는 감각을 느낄 수 있어요. 반대로, 하부 수축일 때는 골반이 뒤로 기울기 때문에 등이나 배에 힘이 꽉 들어가면서 긴장하게 됩니다.

이때는 무리해서라도 똑바로 서지 않으면 골반은 세워지지 않지요. 겉으로 보기에는 똑바로 서 있는 것처럼 보이지만 사실은 골반이 굳어져 신체의 움직임은 엉망이 된 상태라고 할 수 있고요. 다시 말해 '등 근육이 펴진' 또는 '골반을 세우는' 자세를 유지하기 위해 지나치게 힘을 주는 것은 진정한 집중을 얻는 데는 오히려 역효과를 냅니다. 상반신이나 골반기저부에 들어간 힘을 빼면 골반은 자연스럽게 세워지지요. '재미있다', '즐겁다' 등 능동적인 기분일 때 골반 윗부분은 수축되기 쉬운 상태가 됩니다.

이것이 바로 '골반이 섰다'고 표현할 수 있는 자세이며, 무엇인가에 집중하거나 잡념 없이 빠져들었을 때의 자세입니다. 초등학교 고학년 여자아이가 시술을 받으러 온 적이 있었는데,

어머니 말에 의하면, 자세가 너무 나빠 늘 주의를 주지만 안 고쳐진다고 했습니다. 저는 아이의 등 전체가 심하게 굳어 있는 것을 보고 골반의 긴장을 조금 풀어주었지요. 그랬더니 상반신에 힘이 빠지면서 자연스럽게 골반이 똑바로 섰습니다. 어머니는 수업 참관을 갔을 때 아이가 집에서와는 다르게 자세가 좋아서 놀랐다고 했는데, 사실은 아이가 학교에서 매우 긴장한 나머지 골반기저부가 수축된 상태로 상반신이 굳어 언뜻 보기에 바른 자세처럼 보였던 것이죠. 그러나 그런 자세를 계속 유지하기란 힘들기 때문에 결국 집에 와서 녹초가 된 몸을 쉬게 하느라 자세가 나빠졌던 것입니다.

Q2. 골반이 느슨해지면 어떻게 해야 되나요? (44세)

A. 똑바로 누운 다음 개구리처럼 양쪽 무릎을 벌린 상태에서 엉덩이를 들어 올려보세요. 골반이 느슨할수록 엉덩이가 무겁게 느껴지는데, 출산 직후 골반이 극적으로 벌어진 경우엔 엉덩이를 들어 올리는 자체가 불가능해지죠. 또, 골반기저부가

지나치게 조여진 상태로 굳어진 경우에도 무겁게 느껴지고, 골반이 이완되거나 수축되는 정도에 있어서 골반 좌우의 차가 클 때도 무겁게 느껴집니다.

반면, 골반에 적당한 탄력이 있는 경우에는 가볍게 엉덩이를 들어 올릴 수 있지요. 80세 이상이 되면 대부분 골반이 벌어져 있기 때문에 엉덩이를 잘 들지 못합니다. 간신히 골반 아래쪽을 드는 데 성공했다고 해도 허리부터는 들어 올리는 데 한계가 있지요. 가족의 죽음 등을 겪어 슬픔에 잠겨 있는 시기에도 골반은 느슨해집니다.

말하자면 기분이 가라앉는 만큼 골반에도 무게가 더해지는 셈이죠. 골반이 느슨해졌을 때는 무리하지 않는 편이 좋습니다. 필사적으로 애써봤자 골반기저부만 지나치게 조여들어 골반이 더 무거워질 뿐이죠. 이런 경우 심리적으로 불안정해져서 우울해지기도 하고요. 하지만 골반의 상태를 거스르지 않는다면 기분이 침체되는 것을 피할 수 있어요. 골반의 위아래가 모두 벌어진 상태에서 집중력은 다소 떨어질 수 있지만 어느 정

【골반의 탄력을 체크하는 방법 & 골반의 탄력을 회복시키는 방법】

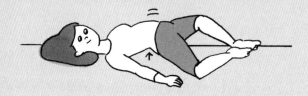

1. 똑바로 누워 양쪽 무릎을 구부리고 좌우로 벌린다. 개구리가 배를 하늘로 향한 채 누운 듯한 자세가 된다. 양쪽 팔로 바닥을 지지하면서 그대로 허리를 들어 올려 골반의 탄력을 체크한다. 무겁게 느낄수록 요추 4번이 굳어져 있다는 뜻이다. 골반의 수축과 이완이 모두 어려운 상태라고 할 수 있다.

2. 무겁게 느껴지는 경우, 무릎을 구부리는 각도를 조절해서(기본적으로 오른쪽 무릎이 왼쪽보다 더 구부러진다) 가장 편안하게 느껴지는 상태로 만든다. 구부리는 각도가 작거나 좌우 각도에 차이가 생겨도 상관없다. 긴장을 푼 상태에서 허리를 들어 올리기 쉬운 자세를 취한다.

3. 허리를 들어 올렸다가 그대로 바닥에 탁 내려놓는다. 몇 초간 호흡하며 긴장을 푼 다음 다시 한 번 허리를 들어 올렸을 때 이전보다 가벼운 느낌이 든다면 OK. 생리하기 전에 이 동작을 반복하면 골반이 쉽게 이완되기 때문에 생리통이 줄어드는 효과가 있다.

※ 출산하고 나서 골반의 수축력(아랫배의 힘)이 약한 시기에도 골반이 무겁게 느껴진다. 출산 직후에는 허리를 들어 올리지 못하는 것이 정상이므로 시도하지 않아도 된다. 어느 정도 시간이 지나서 들어 올렸을 때 가벼워진 느낌이 든다면 산후 회복이 이루어졌다는 신호다.

도 안정감을 가질 수 있지요. 골반이 느슨해진 상태를 거스르지만 않는다면 충분히 평온하게 지낼 수 있습니다.

Q3. 골반이 부러질 수 있나요? (46세)

A. 큰 사고를 당하지 않는 한 골절되는 경우는 거의 없습니다. 제가 아는 선에선, 자전거를 타고 가다가 높낮이 차가 있는 곳에서 넘어져 치골을 부딪쳐 골절된 사람이 단 한 명 있고요. 나머지는 출산에 따른 '치골이개恥骨離開'뿐입니다. 물론 이 경우는 골절과는 다르지만, 좌우 골반을 연결하고 있는 연골(치골결합)이 출산과 동시에 압력을 견디지 못하면서 관골寬骨의 좌우 연결이 끊어지는 것이죠. 별다른 치료법은 없으므로 안정을 취하면서 자연스럽게 치유되기를 기다릴 수밖에 없고요. 심한 경우 걷지 못할 수도 있고, 화장실에 가거나 앉아서 수유하는 일조차 어렵기 때문에 아기를 제대로 돌볼 수 없게 됩니다.

Q4. 골반이 크다는 것은 엉덩이가 크다는 뜻인가요? (45세)

A. 엉덩이 크기는 골격보다는 살집에 의해 좌우됩니다. 특히 체질적으로 골반이 심하게 틀어져 있는 사람은 허리둘레보다 엉덩이 쪽에 살이 붙기 쉬워서 상반신에 비해 엉덩이가 두드러져 보이죠. 골반 뼈 크기가 미치는 영향은 그다지 많지 않아요.

골반은 옆으로 벌어진 넓은 골반과 폭이 좁은 골반, 이렇게 2가지 타입으로 나눌 수 있습니다. 넓은 골반은 앞뒤 폭이 좁기 때문에 옆에서보다 뒤에서 보았을 때 좌우로 퍼져 있어 엉덩이가 더욱 커 보이죠. 또한 산후 등 골반이 느슨하게 벌어져 있을 때는 탄력이 떨어져 엉덩이가 커진 것처럼 느껴집니다.

반면, 바지가 흘러내리기 쉬운 좁은 골반은 남성적인 체형으로, 언뜻 보기에 엉덩이가 작아 보이지만 옆에서 보면 앞뒤가 두껍고 엉덩이가 올라가 보입니다. 2가지 골반 어디에도 속하지 않는 중간 형태의 골반도 있고요. 정체사^{整體師}인 제 눈에는 엉덩이가 골반 그 자체로 보이지만, 보통 사람들에겐 골반과 엉덩이의 이미지가 서로 별개인 것처럼 느껴질지도 모르겠네요.

골반의 형태에 따라 엉덩이는 크게 또는 작게 보일 수 있어요.

하지만 엉덩이 크기가 내장의 크기나 임신이 잘 되는지 여부와는 관련이 없습니다. 넓은 골반을 가진 사람은 골반이 쉽게 벌어지기 때문에 출산이나 노화에 따라 살이 찌는 경향이 있지요. 단, 넓은 골반이면서도 지나치게 경직되어 있는 사람(골반기저부의 긴장도가 높은 사람)은 쉽게 살이 찌지 않아요. 실제로 골반에 긴장감을 주면 어느 정도 다이어트에 효과가 있지만, 그 정도가 지나치면 심신이 불안정해질 수 있습니다.

골반의 형태는 반드시 부모를 닮는 것은 아니지만, 기본 성향은 유전자에 의해 좌우됩니다. 나이가 들면서 골반이 느슨해지고 허리 주변에 살이 붙는 것은 어디까지나 자연스러운 변화이며, 오히려 몸과 마음이 안정된 상태라고 볼 수 있습니다.

【골반의 두 가지 타입】

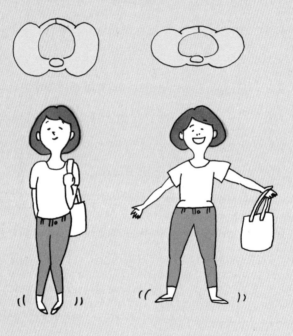

폭이 좁은 타입(좁은 골반)　　　　폭이 넓은 타입(넓은 골반)

Q5. 자궁이나 난소를 보호하기 위해 골반 주변에 군살이 붙기 쉽다는 게 사실인가요? (46세)

A. 어떤 의미에서는 맞는 말입니다. 복부 주변에 지방이 붙으면 복부가 쉽게 차가워지지 않으니까요. 아랫배(단전)에 힘이 모아지지 않으면 차가워지는 경향이 있습니다. 아랫배(골반 속)는 될 수 있는 한 따뜻하게 유지해야 난소나 자궁의 활동에 도움이 되지요. 골반이 벌어질 때와 좁아질 때를 비교해보면, 벌어진 상태에서 몸이 차가워지기 쉬워요. 골반이 느슨해지는 생리 기간에 아랫배가 차다고 느끼는 사람이 많은 이유도 바로 그 때문이고요. 나이가 들면서 골반이 벌어지고, 특히 아랫배 주변에 군살이 붙곤 하는데, 이것이 냉기를 막는 효과가 있습니다. 젊을 때는 기초 대사량이 높고, 몸에 열을 내기가 쉽기 때문에 군살이 붙기 어렵지요.

Q6. 골반을 어떻게 이완할 수 있는지 궁금합니다. (26세)

A. 골반 아래쪽의 천골 끝부분(꼬리뼈 부근)이나 장골 밑에 위치한 좌골 부분(앉았을 때 의자 바닥에 닿는 뼈)을 좌우 비교해보면, 기본적으로 왼쪽이 더 딱딱해져 있음을 알 수 있어요. 손바닥(혹은 손등)으로 왼쪽 좌골 부근을 꼬리뼈 방향으로 가볍게 문지르면서 호흡을 몇 번 하면, 한결 부드러워지는 것을 느낄 수 있지요. 좁아진 골반을 교정하기 위해 일부러 늘이려고 하기보다는 긴장감을 약간만 풀어주는 정도로만 문지릅니다. 그러면 골반의 호흡이 자유로워지면서 저절로 느슨해지죠. 우리 몸은 안정을 취하고자 할 때는 느슨해지고, 긴장감을 필요로 할 때는 최대한 느슨하게 풀어졌다가 단번에 수축됩니다. 이때는 손에 힘을 주기보다는 힘을 빼는 느낌, 피부를 아주 살짝 당기거나 공기에 닿는 정도의 느낌을 유지하도록 합니다.

Q7. 몸이 찬 편인데, 골반과 관련이 있나요? (46세)

A. 냉기에 민감한 것과 몸이 정말로 찬 것과는 다릅니다. 상반신이나 손발이 차더라도 아랫배가 따뜻하면서 제대로 힘이 들어가면 크게 걱정할 필요가 없지요. 즉 '몸이 차다'는 것은 아랫배에 온기가 부족하다는 뜻이죠. 오히려 더위를 많이 타서 여름에 에어컨 없이 못 견디는 사람이 가슴과 머리에 열이 모이면서 아랫배가 차가워지는 경우가 있습니다.

배 아래쪽(단전=골반의 내부)에 힘이 들어가지 않으면 우리 몸은 차가워지는데, 아랫배가 차면 골반을 조이는 힘도 그만큼 약해집니다. 몸이 휴식 모드에 들어가면서 골반이 느슨해질 때 (생리 중, 갱년기, 과로 등)는 특히 차가워지기 쉽고요. 참고로, 이러한 냉기는 발끝에서부터 시작됩니다. 의자에 앉아 있을 때 가장 차가워지는 부위가 발끝이죠. 한여름에도 실내 냉방의 냉기가 직접 닿지 않도록 레그워머나 양말, 무릎 덮개 등을 활용하면 어느 정도 도움이 됩니다.

배를 스스로 따뜻하게 만드는 단전의 힘은, 골반을 조이는 힘 그 자체이고요. 그 힘은 최대한 골반을 느슨하게 풀어줌으로써 자연스럽게 생겨나지요. 예를 들어 생리 중이나 감기에 걸렸을 때, 허리를 삐끗한 경우에는 충분한 휴식을 취해서 골반을 이완해야 몸이 차가워지는 것을 막을 수 있습니다.

Q8. 고관절은 얼마나 유연해야 되나요? (46세)

A. 골반의 움직임(수축과 이완)에 있어 고관절은 부드러운 편이 유리합니다. 단, 너무 과하게 부드러운 건 별 의미가 없죠. 예를 들어 체조선수나 발레리나의 고관절은 매우 유연한데, 그것은 보통 사람들이 소화할 수 없는 무리한 동작이나 자세를 취해야 하기 때문입니다. 일반인들은 그 정도의 유연성을 갖출 필요가 없지요.

체질적으로 유연한 사람도 있고 반대로 뻣뻣한 사람도 있기 때문에, 각자 자신에게 맞는 적정선을 찾는 게 중요합니다. 원래 뻣뻣한 사람이라면, 약간만 부드럽게 풀어주는 정도로도 충분하지요. 고관절을 유연하게 만드는 가장 손쉬운 방법 중 하나는 '다리 들어 올리기'입니다. 쉽고 간단한 동작만으로 온몸의 긴장감을 풀 수 있고, 숙면을 돕는 효과도 있지요.

한쪽 고관절 주변이 급격하게 굳어진 경우는 자궁근종이나 자궁내막증, 난소낭종 등이 원인이 되어 골반 안에서 유착이 일어났을 수도 있습니다. 평소 고관절 운동을 하는 사람이라면, 좌우의 다리를 벌리는 방법에도 주의를 기울이는 것이 좋습니다.

【다리를 옆으로 올리는 스트레칭】

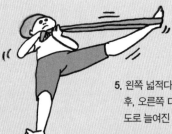

※ 요통을 완화시키거나 고관절을 부드럽게 하려는 경우, 좌우 번갈아 실시한다. 다리를 수직 방향으로 올려서 할 때도 같은 방법으로 하면 좋다.

1. 자신의 키 정도 길이의 끈을 준비한다(벨트도 가능).

2. 똑바로 누운 뒤 오른쪽 무릎을 세운다.

3. 왼쪽 발바닥에 끈을 걸고 양쪽 끝을 잡아 하나로 모은 뒤 양손으로 잡는다.

4. 그대로 끈을 잡아당기면서 왼쪽 다리를 올린다. 이 때 왼쪽 무릎이 구부러지지 않게 하면서 복근이 아닌 팔 힘만으로 끈을 당겨 올린다.

5. 왼쪽 넓적다리 안쪽이 당기는 느낌이 들 때까지 위로 올린 후, 오른쪽 다리를 쭉 편다. 왼쪽 다리 안쪽이 기분 좋을 정도로 늘여진 상태에서 한 차례 호흡한다.

6. 수차례 호흡하면서 왼쪽 다리를 천천히 내린다.

7. 등 근육의 긴장이 풀리고, 등이 전체적으로 따뜻해지는 느낌이 든다면 OK.

8. 오른쪽 다리도 같은 방법으로 실시한다.

골반 상태로 알 수 있는 기분 & 몸의 감각

· 골반이 지나치게 수축되었을 때
- 인간관계로 인한 고민이 늘어난다(사람들과의 충돌)
- 스트레스가 심해진다
- 흥분 상태가 가라앉지 않는다
- 심리가 불안정해진다

· 골반이 수축되었을 때
- 인기가 높아진다
- 집중력이 좋아진다(일의 능률 향상)
- 의욕적이고 적극적이다
- 주목받기 쉽다

· 골반이 이완되었을 때
- 숙면을 취할 수 있다(단, 이완의 편차가 크면 오히려 잠을 설칠 수 있음)
- 생리 기간(특히 생리 3~4일째)
- 슬픈 일을 겪고 기운이 빠진다
- 집안일 등 평소 하던 일이 갑자기 힘들어진다
- 앉았다 일어설 때 자기도 모르게 '에구구' 소리가 난다
- 평온한 행복감을 느낀다
- 긴장감이 떨어진다

제2장

생리와 자궁,
그리고 골반

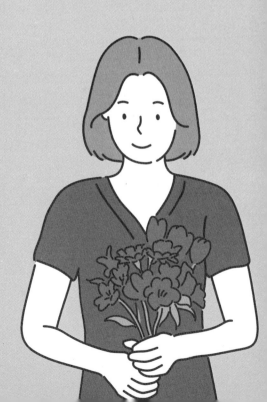

위태로운 현대 여성의 골반

내가 정체를 시작한 지도 40년이 넘었는데, 골반기저부에 만성적으로 힘이 들어간 채로 굳어지는 사람들이 점점 더 늘어나고 있음을 실감한다. 이러한 현상은 생리와도 관련이 깊다. 생리 기간 동안 골반이 충분히 느슨해지고 벌어지면, 여성의 몸은 자연스럽게 재충전된다. 수축과 이완이 자유자재로 이루어지는 탄력 있는 골반 상태를 회복하는 것이다. 골반이 가장 많이 벌어지기 쉬운 생리 3일째 혹은 4일째에는 느긋하게 휴식을 취해서 지친 몸을 안정시키고 피로를 회복하는 것이 최선이다. 그런데 생리를 몸과 마음을 환기시킬 기회로 활용하기엔 현대 여성들의 일상이 너무나 바쁘게 돌아간다. 업무 강도가 높아지면서 끊임없이 스트레스에 시달리다 보면 자신도 모르게 몸의 변화에는 둔감해지기 마련이다. 업무나 인간관계에 따른 고민이나 부담감이 쉴 새 없이 밀려와, 몸 전체는 물론 골반기저부도 쉽게 굳어버린다.

골반기저부의 긴장

골반기저부는 긴장감을 유지하는 데 직접적으로 관여하며, '열심히 해야겠다, 집중해야겠다'고 의식하는 순간 곧바로 수축되는 구조를 가지고 있다. 흔히 어떤 일을 힘내서 해야 할 때, '엉덩이에 힘을 줘라', '턱을 당기고 자세를 똑바로 하라'는 말을 듣게 되는데, 실제로 그대로 해보면 골반기저부나 항문에 힘이 들어가는 것을 느낄 수 있다. 이미 평소에 늘 긴장하는 사람이라면 그 이상으로 수축되는 느낌을 가지기 어려울 것이다. 이러한 현상은 일하는 여성에게서 자주 볼 수 있다. 매일 최선을 다해 달려야 하는 상황 속에서는 무의식적으로 골반기저부에 계속 힘이 들어갈 수밖에 없다.

생리나 출산 때 골반은 얼마나 벌어지는가

생리나 출산으로 인해 수축하거나 이완하는 골반의 움직임에 대해 다시 한번 정리해보자. 출산할 때 골반은, 떨어져 나가는 게 아닐까 싶을 정도로 이완되면서 벌어진다. 생리 기간에는 출산 때의 3분의 1에서 절반 수준으로 벌어진다고 보면 된다. 실제로, 엎드린 상태에서 골반을 손으로 만져보면, 좌우 양쪽 장골 사이에서 가장 좁은 부분(천골 2번의 돌출된 부위이며, 좌우 장골 사이의 간격이 가장 좁은 곳)의 간격이 보통 2센티미터 정도이다. 이것이 '미니 출산'이라고 할 수 있는 생리 기간에는 3~4센티미터 정도로 벌어지는데, 출산의 경우 그 간격이 2배 이상인 8~10센티미터에 이른다. 벌어지는 정도가 클수록 장골 안쪽 테두리가 확실하게 만져지며, 골반이 좁아질 경우에는 근육으로 덮여서 잘 만져지지 않는다. 이렇듯 손가락으로 느껴지는 감촉만으로도 여성의 신체 균형이 얼마나 변화무쌍한지 알 수 있다.

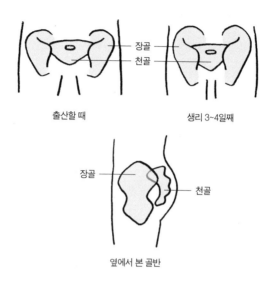

【골반의 벌어짐】

출산할 때

생리 3~4일째

장골

천골

장골

천골

옆에서 본 골반

골반 상태가 생리통에 영향을 준다

생리 3~4일 전부터 오른쪽 골반이 천천히 이완되면서 벌어지기 시작하고, 생리가 시작됨과 동시에 왼쪽 골반도 벌어진다. 이와 같은 일련의 움직임이 부드럽게 이루어진다면 생리통은 느껴지지 않는다. 생리통은 이 과정이 원활하게 진행되지 못했을 때 발생한다.

생리통이 있을 경우엔 왼쪽 골반을 마사지하여 긴장을 풀어주면 통증이 금방 완화된다. 예정일이 지나도 생리가 나오지 않을 때 왼쪽 골반을 마사지하면, 빠를 경우 그 자리에서 바로 생리가 시작되기도 한다. 생리 불순이란 골반이 순조롭게 이완되지 못하고 도중에 정체되어 있는 상태에서 자주 나타난다. 즉, 왼쪽 골반이 제대로 이완되지 않으면 생리가 시작되지 않거나, 시작되더라도 생리통을 동반하기 쉽다.

내 어머니도 항상 생리통 때문에 힘들어하셨다. 평소에는 일을 적극적으로 하시는 편이었지만 생리 기간에는 생리통 때문에 자리에 누워 있곤 했다. 흔히 생리통이 심한 사람은 출산 후 증상이 약해진다고 하는데, 어머니는 자식을 여섯이나 낳고도 전혀 나아지지 않았다. 그 원인에 대해 어머니는 초등학교 때 당했던 '사고' 때문이라고 했다. 고학년 무렵, 수업이 시작되어 자리에 앉으려던 순간, 친구들이 장난으로 의자를 빼는 바람에 그대로 바닥에 엉덩이를 찧었다는 것이다. 평소 같으면 엉덩이가 조금 아픈 정도였겠으나 그때는 꼼짝할 수 없을 정도로 충격이 컸고, 이후 반 년 동안 학교를 쉬었다. 어머니는 당시 허벅지 안쪽에 주사를 맞는 치료(아마도 요즘으로 말하면 '신경 마취'에 해당하지 않을까 싶다)를 받고 간신히 움직일 수 있게 되었다고 했다. 어머니가 초등학교를 다니던 때가 1930년대였음에도 불구하고 그와 같은 치료를 받을 수 있었다니 무척이나 다행스러운 일이다. 하지만 어머니는 골반을 다친 후 똑바로 누웠을 때 꼬리뼈 부분이 바닥에 닿는 탓에 무릎을 세워야 잠들 수 있었다. 그리고 이러한 후유증을 평생 동안 앓았다. 말하자면 골반(천골) 아랫부분이 삐죽 튀어나온 채로 굳어진 것이다. 골반기저부가 굳어져 심한 생리통을 겪는 대표적인 사례라고 할 수 있다.

생리와 골반

생리 때문에 골반이 벌어지는 것일까, 아니면 골반이 벌어져서 생리가 진행되는 것일까. 어느 쪽이 먼저일까? 정체를 해오면서 한 가지 알게 된 것은 생리가 늦어지는 사람의 골반을 이완시켜주면 생리가 시작되기도 하고, 생리통이 한창 심할 때 골반이 이완되는 방향으로 유도하면 통증이 줄어든다는 사실이다.

이러한 반응에 비춰볼 때, 생리가 멈추니까 골반이 움직일 수 없게 된 것인지, 골반이 움직일 수 없게 되어서 생리 불순이 생기는 것인지 정확하게 단정 지을 수는 없다. 다만, 생리 리듬과 골반의 움직임 사이에는 강한 연관성이 있으며, 어느 한쪽이 원인이라는 일방적인 인과관계보다는 동조 혹은 상호작용의 관계로 보는 것이 좋을 것 같다. 제1장에서도 언급했듯이, 생리 이외의 원인(휴식 ↔ 집중, 연애 ↔ 실연 등)으로도 골반은 이완과 수축을 반복한다. 즉 다양한 요소가 어우러져 상호작용하는 가운데 골반이 움직인다고 볼 수 있다.

월경전 증후군과 골반

월경전 증후군은 생리 2주 전부터 시작되는 두통, 요통, 불안감, 우울감 등의 모든 증상을 말하며, 생리가 시작되면서 증상이 가벼워진다. 월경전 증후군 역시 골반의 움직임과 깊은 관련이 있다. 생리 주기와 골반의 움직임을 살펴보면, 생리 직후부터 배란까지는 골반이 힘껏 수축되면서 긴장도가 높아지다가 배란 후에는 조금 이완된다. 특히 골반기저부가 약간 이완되면서 부드러워진다.

그러나 배란 후에도 골반기저부가 이완되지 않을 경우엔 다양한 증상이 나타나기 쉽다. 예를 들어, 어떤 사람은 배란 (대략 생리 2주 전) 후에 오른쪽 골반기저부만 약간 벌어지고 왼쪽은 오히려 수축되는 경우가 있다. 그렇게 되면 좌우 격차가 커지면서 배란 후부터 피로와 긴장성 두통 등의 증상이 나타나기 시작한다. 생리 3, 4일 전부터 오른쪽 골반이 느슨해지므로 좌우 골반의 차이는 필요 이상으로 커지고, 증상은 더욱 심해질 수 있다.

배란부터 생리 전까지는 임신과 비슷한 상태라고 볼 수 있으므로, 골반은 배란 전에 비해 눈에 띄게 벌어진다. 본래 이 시기에는 긴장감이 낮기 때문에 안정된 상태를 유지하기 쉽다. 실제로, 임신 후에 편안한 심리 상태를 유지하는 사람이 많다. 이것은 '엄마가 된다'는 정신적인 이유에서가 아니라, 출산을 준비하면서 골반에 탄력이 생기기 때문이다. 골반이 지나치게 느슨해진 나머지 조산의 위험에 처하는 사람도 있지만, 일반적으로는 골반이 약간 느슨해진 상태에서 평온한 기분으로 지내게 된다.

【생리 기간의 골반 움직임】

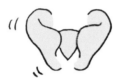

순조로움

왼쪽 골반이 서서히 이완됨

생리초반

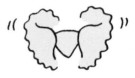

좌우 모두 이완되며 벌어짐
엉덩이도 이완되며 편평해짐
변이 부드러운 상태가 되기 쉬움

생리 3~4일째

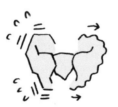

순조롭지
못함

왼쪽 골반이 굳어져 있으면
생리 자체가 시작되지 않음
생리가 시작되더라도
왼쪽이 충분히 이완되지 않거나
부드럽지 않으면 생리통이나
불안감이 생길 수 있음

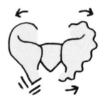

생리 3~4일째 이후에도
충분히 이완되지 못한 경우,
왼쪽 골반기저부가 잘 벌어지지 않음

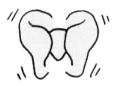

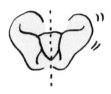

수축되어 조여짐(상하좌우 모두)
엉덩이가 단단해짐
긴장감이 높아짐

골반기저부가 조금 이완됨
긴장이 풀어짐

오른쪽이 이완되기 시작함
변비에 걸리기 쉬움

| 생리 후 | 배란 후 | 생리 3~4일 전 |

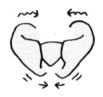

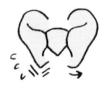

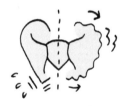

골반기저부만 수축됨
(윗부분은 수축이 어려움)
꼬리뼈 주변이 딱딱해짐
(천골의 끝부분)

왼쪽 골반기저부는 굳어지고
오른쪽만 이완되어 느슨해짐
좌우 차이가 크면 상태 나빠짐
(월경전 증후군)

오른쪽은 느슨해지고
왼쪽은 굳어져 있음
생리통이 생기거나
생리가 시작되지
않을 수도 있음

출산은 골반을 리셋하는 기회이지만

임신과 출산은 여성의 몸을 리셋할 수 있는 절호의 기회다. 그러나 출산율이 낮아지면서 현대 여성은 자신의 신체적 균형을 새롭게 조정할 기회가 점점 줄어드는 생활을 하고 있다. 예전에는 아기를 돌볼 수 있는 가족이 많았지만 핵가족이 정착된 지금은 이웃과의 교류도 적어서 타인의 도움을 받기 어려운 경우가 많다. 혼자서 모든 것을 해내야 하는 힘겨운 육아에 내몰리다 보니, 결과적으로 아기를 낳은 뒤에 충분히 몸을 쉴 여유가 없다. 골반과 몸의 긴장을 충분히 풀면서 리셋하기는커녕 평소보다 몸에 더 큰 부하가 걸리는 사람들이 많아진 것이다. 산후에 골반의 탄력을 회복하면서 몸을 제대로 관리하지 못하면 아기를 낳기 전보다 오히려 골반이 더 굳어질 수 있다. 시간적으로나 환경적으로 여유로운 산후 관리가 반드시 필요하다.

초경과 골반 ─ 10살부터 몸이 달라진다

초등학교 2학년 딸아이가 초경을 해서 당황스럽다는 어머니의 상담 요청을 받은 적이 있다. 신체의 전환점이라고 할 수 있는 만 10살이 지난 다음에 초경을 하는 것이 일반적이라 조금 빠르다는 생각은 들었다. 남성의 정자 감소에도 그 책임이 있다는 환경 호르몬의 영향을 원인으로 꼽는다면, 정체를 전문으로 하는 나로선 이 문제에 대해 이야기할 것이 없어진다. 하지만, 만 10살을 기점으로 아이의 몸에서 어떤 변화가 생기는지 여기서 잠깐 설명해둘 필요는 있을 것 같다.

만 10살 전 아이들의 몸은 전체가 한 덩어리로 이루어진 동그란 공 하나를 연상시킨다. 머리나 목, 골반 등을 따로 다룰 필요가 없다. 신체 구조가 여러 가지 의미에서 아직 완성되지 않았으며, 신체 각 부분의 역할도 고정되어 있지 않다. 융통성이 많은, 열린 상태인 셈이다. 손으로 몸의 일부를 만지거나 손을 가까이 가져가는 것만으로도 몸 전체가 민감하게 반응한다. 머리와 몸이 하나이며, 자신을 컨트롤하려는 자의식이 약하고, 공부나 운동도 자연스럽게 익혀나간다. 성인에겐 손발을 의식적으로 컨트롤하는 것이 당연하지만, 아이들의 감각은 상당히 달라서, 손발의 동작을 머릿속으로 먼저 생각하고 움직이지 않는다.

그러나 만 10살이 지나면 몸의 내적인 구조가 느슨한 구조에서 치밀하고 조직적인 분업화된 구조로 나아간다. 즉 사춘기가 시작되면서 신체가 재구성되는 것이다. 이때 시스템이 한 번에 완성되는 건 아니라서, 생리 주기나 골반의 개폐운동 역시 처음엔 불안정할 수밖에 없다. 생리가 끝나가는 갱년기뿐만 아니라 생리가 시작되는 사춘기도 우리 몸이 새롭게 자리잡는 시기이기 때문에 아무래도 리듬이 흐트러지기 쉽다.

특히 생리가 시작되는 사춘기는 엄청난 변혁기라서, 남녀 모두 다양한 측면에서 불안정을 경험한다. 감정적으로도 쉽게 흥분해서 부모와의 충돌이 잦아지기도 한다. 여자아이들은 보통 엄마와 가깝게 지내기 때문에 더 많이 부딪칠 수 있다.

사춘기의 자녀에게 부모가 해줄 수 있는 일은 그다지 많지 않으며, 약간 거리를 두고 지켜보는 것만으로도 충분하다. 불안정한 사춘기에 부모와 자녀 사이에 일어나는 마찰의 원인은 신체적 변화로 인한 화학적 반응이라고도 볼 수 있다. 따라서 조급한 마음을 버리고 느긋하게 기다려주는 자세가 필요하다.

가끔 중학생 또래의 자녀를 가진 부모와 이야기를 나누기도 하는데, 아이들이 엄마, 아빠의 존재 자체가 나를 열받게 만든다는 악담을 퍼붓는 바람에 견디기 어렵다고 푸념하는 경우가 많다. 부모 입장에서 그런 말을 들으면 상당히 큰 충격을 받는 게 사실이지만, 그들이 겪는 몸의 변화를 이해한다면 '본질을 파고드는 힘'을 키워가는 자녀의 성장 과정을 대견스럽게 바라볼 수 있지 않을까 싶다.

Q&A
생리와 자궁에 대해 알아보자

Q1. 월경전 증후군을 완화시키는 방법이 있을까요? (34세)

A. 생리 기간 동안 몸과 마음의 긴장을 얼마나 풀 수 있는지가 다음 달 월경전 증후군 증상을 좌우합니다. 생리 첫날과 둘째 날이 가장 힘들다는 사람이 많고, 심한 경우 아예 월차를 내서 회사를 쉬었다가 3, 4일째 겨우 기운을 차려 다시 일하기도 하지요. 그러나 실제로는 골반이 가장 많이 벌어지는 3, 4일째가 휴식하기에 가장 좋습니다. 감기도 열이 오를 때보다는, 열이 내리고 몸이 나른해질 때 쉬어야 컨디션 회복에 도움이 되는 것과 마찬가지지요. 그런데 쉬어야 할 타이밍에 일을 시작하면 다음 생리 때도 똑같은 악순환이 반복될 수 있어요. 몸과 마음의 긴장을 풀기 위해서는 기분 좋은 휴식 시간을 갖는 게 좋습니다.

Q2. 면 생리대가 좋다고 하는데 정말인가요? 골반 건강이나 생리에 도움이 될까요? (51세)

A. 직접적인 장점은 없다고 생각합니다. 환경을 생각하거나 피부에 좋은 소재를 선택하는 등의 라이프스타일과 관련된 문

제인 듯해요. 면 생리대를 사용하는 일은 확실히 번거롭지요. 일부러 손이 많이 가는 일을 함으로써 생활 리듬을 차분하게 만들고 싶은 것은 아닐까요. 매일 정성 들여 차를 우려내거나 직접 원두를 갈아서 커피를 내리는 일, 음악으로 말하자면 아날로그 레코드를 트는 것과 비슷하겠지요.

데이터로 이루어진 디지털 음원은 그냥 흘려듣게 되는 경향이 있지만 LP레코드의 경우, 턴테이블에 바늘을 조심스럽게 내려놓으면서 자연스럽게 음악에 집중하게 됩니다. 쉴 틈 없는 생활 속에서 일부러 손이 가는 일을 하면서 잠깐 숨을 돌리고, 삶의 호흡을 진정시키는 방법을 무의식적으로 고안해내는 사람들이 많은지도 모르죠. 뭔가 비효율적으로 보이는 일이 오히려 몸을 리셋하고, 새롭게 균형을 잡아나가는 데 도움이 될 수도 있고요. 여러 가지 이유가 있겠지만 전체적으로 봤을 때 면 생리대가 좋다는 느낌이 든다면 그걸로 충분하다고 생각해요. 이성적인 판단보다 몸으로 직접 느끼고 판단하는 게 더 좋을 때도 있으니까요.

Q3. 생리통을 줄이는 정체법을 알려주세요. (27세)

A. 잘 이완되지 않는 왼쪽 골반의 움직임을 부드럽게 만드는 방법이 있으니 시도해보세요. 가능하면 생리 예정일 4일 전부터 앞서 소개했던 '다리를 옆으로 올리는 스트레칭(p66 참고)'이나 '골반의 탄력을 체크하는 방법 & 골반의 탄력을 회복시키는 방법(p56 참고)'을 잠자기 전이나 아침에 일어나자마자 실시하세요. 원활한 골반 움직임을 위해 왼쪽 복사뼈 아래에 손을 올려놓고 약간 따뜻하게 한 후에 족욕을 하는 것도 좋고요. 안쪽 복사뼈는 골반과 연동되기 때문에 이 부분을 따뜻하게 하면 아랫배도 따뜻해져 왼쪽 골반의 탄력을 강화시키는 데 도움이 됩니다. 왼쪽 골반의 움직임이 부드러울수록 생리도 가볍게 끝나죠. 생리 전에 왼쪽 골반을 움직이기 쉬운 상태로 만드는 것이 중요합니다.

【아랫배를 따뜻하게 하는 복사뼈 정체법】

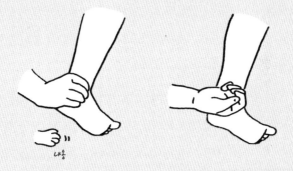

· 왼쪽 다리 안쪽 복사뼈 아래를 따뜻하게 한다.

· 손바닥을 올려놓을 경우엔 손가락에 힘이 들어가지 않도록 주의한다.

· 고양이 발처럼 손가락을 살짝 둥글게 구부려서 올려놓거나 손등을 올려놓으면 힘이 들어가지 않아서 좋다.

Q4. 직장에서 생리통에 간단히 대처하는 방법이 있을까요? (34세)

A. 앞서 설명했듯이 생리 전에 골반기저부를 이완해두는 것이 좋습니다. 생리가 일단 시작되고 나면 통증을 줄이기 어려우니까요. 흔히 손난로를 허리나 배에 붙이는데, 이것은 그다지 효

과가 없어요. 아랫배의 차가운 느낌을 상쇄하려고 붙이는 것은 이해할 수 있지만 손난로만으로 아랫배의 냉증은 사라지지 않지요. 그보다는 오히려 왼쪽 골반과 연동되는 안쪽 복사뼈 아래에 손난로를 붙이는 편이 효과적입니다.

이때 자궁내막증이나 자궁근종 등의 염증성 질환이 있는 경우에는 주의해야 합니다. 복대로 보온성을 높이는 정도는 괜찮지만 손난로처럼 물리적으로 온도를 높이는 것은 염증을 악화시킬 가능성이 있습니다. 생리통이 심하지 않다면 스트레칭이나 복사뼈 보온 등으로 충분히 효과를 볼 수 있고요. 통증 때문에 스트레스를 받을 정도라면 진통제를 먹는 편이 낫지요. 단, 습관적으로 진통제를 복용하면서 일에 집중하는 습관은 장기적인 관점에서 볼 때 바람직하지 않습니다. 통증을 힘들게 참거나 쉬지 않고 일하는 것 모두가 골반기저부를 딱딱하게 만들고, 이러한 습관은 결국 다음 생리 때 통증이 더욱 심해지는 악순환을 불러옵니다.

【혈해혈(넓적다리 안쪽의 혈) 풀어주기】

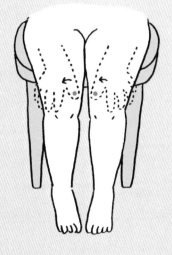

1. 의자나 변기에 앉았을 때 무릎 위 넓적다리 안쪽의 혈(혈해)에 손을 얹는다.

2. 좌우 무릎 위쪽 부위를 오른쪽 방향으로 조금 비틀었다가 천천히 손의 힘을 뺀다.

3. 그대로 손을 가볍게 올려놓고 있으면 넓적다리 안쪽에서부터 아랫배까지 따뜻해진다. 왼쪽 골반기저부가 이완되기 쉬운 상태가 되며, 잘 이완되면 생리통도 줄어든다.

Q5. 생리 기간 내내 컨디션이 안 좋은 이유를 알고 싶어요. (51세)

A. 원래 생리 중에는 골반이 이완되기 때문에 평온한 기분으로 지내는 것이 맞지요. 하지만 인격이 완전히 변한 게 아닐까 싶을 정도로 불쾌감과 짜증이 폭발하는 경우도 있습니다. 예를 들어 생리 기간에는 설사하는 사람이 많은데, 이것은 부교감신경의 활동이 활발해지면서 우리 몸의 긴장감을 풀려고 하기 때문이죠. 만약 이때 왼쪽 골반기저부가 굳어서 좀처럼 이완되지 못하면 오른쪽 골반이 필요 이상으로 느슨해지면서 좌우의 격차가 커져 골반이 틀어질 수 있어요. 골반이 느슨해지려는 신호가 왔음에도 불구하고 이완되지 못하면, 심리적으로 위축되거나 비관하는 등 불안정한 상태가 되기 쉽죠. 생리 예정일 3, 4일 전부터 오른쪽 골반이 서서히 이완되기 시작하면서 이미 좌우 골반의 격차가 커지기 때문에 이 시기에 두통이 생기거나 컨디션이 나빠지기도 합니다.

Q6. 옛날 사람들은 소변을 참듯이 생리혈을 멈추게 했다는데, 사실인가요? (30세)

A. 가능성은 매우 희박합니다. 저 역시 그런 사람을 만나본 적이 없고요. 다만, 옛날 사람들이 요즘 사람들보다는 신체적 능력 면에서 더 나았으리란 생각은 들죠. 생리혈을 질 안에 담아두려면 골반의 아래쪽, 즉 항문과 질 근육을 제대로 조일 수 있어야 합니다. 이때 골반기저부에 탄력이 없으면 근육은 원하는 만큼 수축되지 못하죠. 생리혈을 근육의 힘으로 컨트롤하려면 골반에 탄력이 있고 그 상태도 좋아야 해요. 질 수축 운동, 요실금 운동 등은 주로 수축을 중시하는데, 사실 중요한 것은 이완이죠. 근육은 사용하지 않을 때 이완되는 것이 당연합니다.

그런데 요즘 사람들의 근육은 스트레스 때문에 항상 긴장되어 있어요. 심지어 아무 일도 하지 않을 때조차 수축된 상태로 굳어져 좀처럼 움직이지 않죠. 우선 이러한 상태에서 벗어나 골반이 충분히 이완하게끔 리듬을 되돌리는 데 중점을 둬야 합니다. 예를 들어 고관절이나 골반 주변 근육을 스트레칭으로 부드럽게 하고 싶다면, 일반적인 스트레칭처럼 무조건 늘이려고 애쓰면 안 됩니다. 오히려 긴장만 더해질 뿐 늘여지거나 이완되지도 않으니까요.

정체에서는 근육을 약간 늘이는 자극을 한 번 준 다음에, 호흡을 크게 한 번 '후-' 하고 나서(이때 코로 호흡하면 이완이 잘 된다) 천천히 5~6회 호흡을 이어가다가 제자리로 돌아옵니다. 근육을 단번에 늘이려고 하면 긴장할 수밖에 없지만 편안하게 이완하면 부드러워지지요. 느긋하게 긴장을 풀어주는 동작 중심으로 스트레칭하는 게 좋습니다('다리를 옆으로 올리는 스트레칭' 좌우 1회씩 천천히 실시, p66 참고). 골반기저부가 이미 긴장된 상태에서, 생리혈을 컨트롤하고 싶다는 일념으로 수축 운동에 열중한다면 근육은 점점 더 굳어질 뿐이죠. 이런 함정에 빠지지 않기 위해서라도 편안하고 느긋한 상태를 유지하는 게 좋습니다.

Q7. 생리 중에 변비가 생기는데 어떡해야 하나요? (27세)

A. 생리 전의 변비와 생리 중에 나타나는 설사는 많은 여성들이 종종 경험하는 일이죠. 일반적으로 골반의 좌우 격차가 심해지는 생리 직전에는 복부의 움직임이 정체되기 때문에 변비가 생기기 쉽고요. 생리가 시작되면 왼쪽 골반도 느슨해지기 시작하면서 좌우 골반 모두 이완되어 장운동 활성화로 변이 부드러워집니다. 따라서 생리 중에 변비가 생기는 사람은 소수에 불과하죠. 골반의 움직임과 생리의 관계를 살펴보면, 생리 전에 오른쪽 골반이 먼저 이완되고, 뒤이어 왼쪽 골반이 이완되기 시작하면서(골반 윗부분과 아랫부분이 함께 이완된다) 생리가 시작됩니다.

생리 중 변비가 생기는 사람은 왼쪽 골반기저부가 굳어 있기 때문에 왼쪽 골반 윗부분만 벌어지게 되고요. 그런 상태에서 생리가 시작되어 장운동이 제대로 이루어지지 않다가, 생리가 끝날 때쯤(골반기저부까지 벌어진 후) 변비가 해소된다고 볼수 있습니다. 골반 윗부분만 벌어지는 경우, 균형적인 면에서 볼 때 골반기저부는 더 굳어지는 경향이 있죠. 느슨해지는 부위와 굳어지는 부위 사이에 격차가 클수록 여러 가지 증상이 나타날 수 있습니다.

골반기저부는 호흡과 함께 움직이므로, 이것을 이용해 골반기저부의 긴장을 풀어주는 방법을 소개할게요. 우선 의자나 변기 등에 앉아서 자연스럽게 숨을 마시면서 골반기저부 안쪽에 힘을 약간 줬다가, 숨을 내쉴 때 힘을 빼주세요. 배 속에 공이 들어 있다고 상상하면서, 숨을 마실 때 공을 부풀렸다가 내쉴 때 쪼그라들게 하세요. 숨을 내쉴 때 힘이 확 빠지는 느낌이 들지 않는다면 골반기저부가 긴장되어 있다는 뜻입니다.

【골반기저부의 긴장을 풀어주는 호흡법】

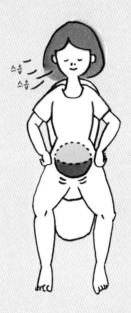

스읍
스읍

1. 숨을 마시면서 골반기저부 안쪽에 약간의 압력을 가한다.

2. 숨을 내쉬면서 힘을 뺀다. 배 속에 공이 들어 있다고 상상하면서 실시해보자. 골반기저부는 변기에 앉았을 때 이완되기 쉬운 상태가 되므로, 긴장을 풀어주는 데 효과적이다.

제3장

섹스와 골반의
움직임

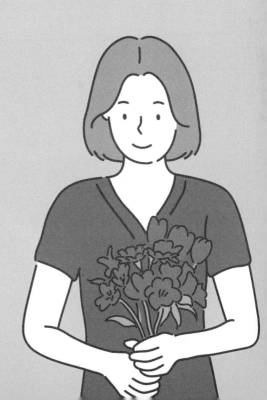

흥분과 쾌감, 불쾌감

신체적인 위치로 볼 때, 섹스와 골반이 직접적인 연관성을 가졌으리라는 짐작을 할 수 있다. 그렇다면 구체적으로 어떤 관련이 있는 것일까? 섹스에도 기분 좋은 것과 불쾌한 것이 존재하고, 연애 감정은 섹스할 때의 좋은 기분에 큰 영향을 끼친다. 골반의 움직임은 섹스할 때의 감정과 밀접한 관련이 있으며, 단순히 섹스뿐만 아니라 다른 여러 가지 상황에서 느끼는 흥분, 쾌감, 불쾌감과도 깊은 관련이 있다. 이번 장에서는 섹스와 골반의 연관성에 대해 다양한 각도에서 살펴보기로 하자.

첫눈에 반할 때 강한 반응이 일어나는 골반

　이성理性적인 판단으로 좋고 싫고를 떠나서 강하게 끌리는 타입의 이성이 다가오면 골반기저부는 긴장 상태가 높아지면서 강하게 수축한다. '흔들다리 효과(흔들리는 다리 위에서 만난 이성에 대한 호감도가 안정된 장소에서 만났을 때보다 더 상승한다는 이론. 1974년 미국 컬럼비아 대학교의 아서 아론 박사와 도널드 더튼 박사가 실험을 통해 증명했다–옮긴이)'에 대해 들어본 적이 있는가? '흔들다리 효과' 이론에 따르면, 누군가와 함께 공포 체험을 하면 서로에게 이끌리기 쉽다고 한다. 이는 엄연하게 이론으로 증명된 사실이다. 어떤 사람에게 매력을 느껴 흥분할 때도 골반기저부가 수축되지만, 두려움을 느끼는 상태에서도 우리 몸은 위축되고 골반기저부가 강하게 조여진다.

골반기저부가 지나치게 수축되면 심신은 불안정한 상태가 된다. 첫눈에 반하는 등의 강렬한 반응이 있었던 경우, 마음이 식을 때는 의외로 빨리 식는다. 강한 이끌림에 의해 골반기저부가 지나치게 수축되면 몸과 마음이 불안정해져, 그만큼 충돌도 잘 일어나고 안 좋은 면이 크게 부각되어 불쾌하게 느껴질 가능성도 높아진다.

연애의 시간 흐름에 따른 변화를 단계별로 정리하자면, 처음 사랑에 빠졌을 땐 골반기저부가 먼저 수축한 뒤, 골반 윗부분(장골)이 좁아진다. 골반이 '사랑에 빠진 상태'를 유지하는 것이다. 그 후 관계가 깊어지면 서로의 반응이 눈에 띄게 강렬해져 골반기저부가 더욱더 수축된다. 그 결과, 마냥 즐겁기만 했던 시기는 지나가고, 감정이 강하게 고양되는 만큼 절망감이나 불안감도 생겨난다. 연애란 본래 괴로움을 동반하기 마련이다. 이러한 관계는 점차 시간이 흐르면서 파국으로 치닫거나 서로 밀고 당기기를 반복하며 안정된 관계로 진전되거나 한다.

한편, 만남에서 어떠한 반응도 일어나지 않는 것처럼 보일 때에도 서로에 대한 호감도가 낮은 경우와 흥분을 동반하진 않지만 편안한 경우가 있을 수 있다. 전자는 관계 면에서 진전이 일어나지 않지만, 후자는 서서히 좋은 관계로 발전할 수 있는 가능성이 있다. 골반기저부가 수축되어 흥분 상태로 가는 게 아니라, 이완되어 긴장이 풀어진 평온한 관계로 진행하기 때문이다. 자극을 추구하는 젊은 사람들보다는 다양한 인생 경험을 했던 사람들이 아무래도 이러한 관계의 장점을 잘 이해하는 것 같다.

관계가 발전될 가능성이 높은 경우는 다음 두 가지로 정리할 수 있다.

1. 서로 가까이 다가가면 골반기저부가 수축되는 자극적인 관계
2. 서로 가까이 다가가면 골반기저부가 느슨해지는 편안한 관계

궁합에는 다양한 요소가 필요하다

두 사람의 성적인 조화가 완벽하지 않더라도 그 외의 다른 부분에서 잘 맞는 경우가 있다. 흔히 '궁합'이라고 하는 것에는 성적인 조화 이외에도 다양한 요소들이 작용한다. 어떤 부분에서 두 사람의 관계가 한껏 고조되었다가도, 좋은 느낌으

로 기분 좋게 가라앉는다면 그건 그것대로 좋은 관계다.

결혼을 앞둔 여성은 골반이 단단히 수축되어 '솟아오른' 상태가 된다. 골반 주변에 탄력이 생기면서 골반 주변 근육이 탄탄해진다. 그에 비해 남자는 별다른 변화를 나타내지 않는다. 그런데 지금까지 봐왔던 사람들 중에서, 결혼하자마자 골반이 유난히 느슨해진 남자가 한 명 있었다. 그의 아내가 나중에 털어놓은 이야기에 따르면, 결혼 직후 남편은 섹스에 제대로 집중하지도 않았고 관심도 없었다고 한다. 아내는 섹스를 중요시하는 사람이었기에 한때 고민이 컸지만, 섹스 외의 다른 부분에서 아주 잘 맞아 지금까지도 취미를 함께 공유하며 결혼 생활을 이어가고 있다. 자신에게 섹스가 얼마나 중요한지에 따라 상대와의 관계 지속 여부가 결정될 수도 있겠지만, 섹스가 아니더라도 '몸과 몸 사이에 흐르는 고요한 관능'이라는 게 존재할 수도 있지 않을까. 우리가 꽃과 섹스할 수는 없지만, 정말 사랑스러운 꽃, 기분을 무척 좋게 해주는 꽃은 있을 수 있다. 마찬가지로 사람과 사람 사이에도 그런 관계가 얼마든지 존재할 수 있다고 본다.

단순하지 않은 속궁합

궁합이 좋은 경우라 하더라도 좋을 때가 있는가 하면 나쁠 때도 있다. 궁합이 좋으냐 나쁘냐의 문제뿐만 아니라 관계성의 강약도 생각해봐야 한다. 관계성이 너무 강해도 그다지 편치 않기 때문이다. 격렬하게 자주 싸우면서도 사이가 좋은 커플의 경우, 궁합이 너무 잘 맞으면 좋을 때와 나쁠 때의 격차가 클 수 있다. 기복이 심해서 힘들게 느껴진다면 그런 관계는 하루빨리 정리하는 편이 낫다. 신체적, 감정적 소모가 크기 때문이다. 또 어떤 의미에서 그보다 더 어려운 문제는, 서로 아주 잘 맞는 느낌이 든다고 해서 상대와 오래도록 좋은 관계를 이어나갈 수 있을지는 미지수라는 점이다. 만약 너무 좋은 느낌이 든다면 오히려 주의하는 게 좋다. 시간이 흐르면서 많은 것들이 변하기도 하고, 머지 않아 관계를 재검토해야 할 시기가 올 수도 있다.

처음부터 궁합이 나쁘다고 느끼는 경우엔, 강한 거부 반응이 일어나기 때문에 애초부터 관계 자체가 싹트지 못한다. 물론 혐오감이 역전되어 호감으로 바뀌는 사례가 있긴 하다.

함께 있으면 분위기가 고조되는 커플과 함께 있어도 대화

없이 조용하게 지내는 커플이 있을 경우, 이 중에서 위험도가 조금 더 높은 쪽은 격렬한 반응이 일어나는 커플이다. 분위기나 감정이 강하게 고양될수록 위험이 뒤따를 수밖에 없다.

젊을 때는 진하고 뜨거운 관계를 추구하다가, 어느 정도 나이가 들면 편안한 관계를 찾게 되는 경향이 있다. 특히 한 번 이혼하고 새로운 상대와 재혼하는 경우, 편안한 상대를 고르는 경우가 많다.

궁합을 영어로 번역하면 '캐미스트리chemistry'라고 하는데, 아마도 몸과 몸 사이(골반과 골반 사이)에서 일어나는 화학 반응 때문인 듯하다. 남녀를 비교하면 여자가 가진 골반의 힘이 훨씬 더 강하다. 재미있는 예로, 동유럽 등지에서 연애 상담에 점성술이나 흑마술이 이용되곤 하는데, 남자의 마음보다는 여자의 마음을 사로잡기 위한 상담 가격이 10배나 더 높다고 한다. '골반력'이 강한 여자의 마음을 움직인다는 건 확실히 어려운 일인 것 같다.

성적인 궁합(속궁합)의 좋고 나쁨은, 오감五感으로 말하면 냄새에 대한 감각 즉, 후각에 가장 가깝다. 다른 사람이 어떻게 느끼는가는 상관없이 자기에겐 좋다고 느껴지는 냄새, 다른 사람은 싫어하는 냄새인데도 왠지 모르게 끌리는 냄새가 있을 수 있다.

《겐지 이야기源氏物語》(헤이안 시대 궁중 생활을 묘사한 장편소설-옮긴이)를 보면, 형언할 수 없이 좋은 향을 풍기며 여성을 유혹하는 '카오루薰'라는 캐릭터가 등장한다. 거부할 수 없는 매력을 향기로 표현하는 사람은 확실히 고수다. 상대를 만났을 때 '좋은 향이 난다'고 느끼면 궁합이 좋을 확률이 높다. 또 처음엔 미묘하게 싫었던 냄새가 나중에 좋아질 수도 있다. 비유가 아닌 현실적, 직접적인 의미에서도 후각은 상당히 본능적인 것이라 신뢰하기에 충분하다는 생각이다. 냄새인지 아닌지도 모르는 미묘한 수준에서 깊은 반응이 일어나는 경우도 많은 것 같다.

섹스할 때의 골반 상태

성적으로든 아니든 일단 흥분하면 골반은 수축하게 되어 있다. 가장 먼저 수축되는 곳은 골반기저부이다. 호감이 가는 이성과 함께 있을 때는 대화하는 것만으로도 기분이 좋아져 골반기저부가 수축된다. 또, 싫어하는 사람과 있을 때도 수축된다. 좋아하든 싫어하든 강하게 반응할수록 수축되는 것이다. 여기서 심신의 흥분(골반기저부의 수축)이란 호불호, 스트레스, 긴장감, 공포, 즐거움 등이 혼재된 감정 상태를 말한다. 내키지 않는 일을 억지로 하거나 무리하게 긴장할 때, 반대로 기분이 좋을 때도 골반기저부는 수축된다.

아내는 TV를 볼 때 목이 뚱뚱한 남자가 나오면 유난히 민감하게 반응한다. 내 눈엔 그런 타입의 남자들이 다 비슷하게 보이는데도, 아내는 '저 사람은 멋져', '이 사람은 너무 싫어' 등으로 양극단의 반응을 보인다. 아무리 생각해도 그 차이가 뭔지 당최 가늠할 수가 없다. 특정 타입의 사람에게 강하게 반응하는 건 누구에게나 일어날 수 있는 일이다. 그런데 반응이 강하면 강할수록 아주 작은 뉘앙스의 차이에 의해 호불호가 결정되는 것 같다. 겨우 찻숟가락 하나 가감되는 정도인데 감정은 좋은 쪽으로도 갈 수 있고, 나쁜 쪽으로도 갈 수 있다.

골반과 섹스는 깊은 관계가 있다. 섹스는 어느 정도 상대에게 호감이 있어야 가능하지만, 그것이 정말로 기분 좋아지는 섹스가 되려면 다음과 같은 과정이 필요하다. 즉, 흥분으로 인해 골반기저부가 수축하면 그 상태를 계속 유지하는 게 아니라, 그다음 단계에서 약간 이완한 후에 골반 윗부분이 수축되어야 한다. 이때 집중도는 최고조에 이른다. 격렬하게 흥분한다고 해서 무조건 좋은 것이 아니다. 지나치게 흥분해서 골반 기저부가 딱딱하게 굳으면 절정에 이르지 못한다. 따라서 쾌감이 최고 수준에 이르기 전에 일단 골반을 조금 이완할 필요가 있다.

섹스 중에 골반이 부드럽게 움직이고, 집중도가 좋은 상태가 되면 트랜스trance(변성의식. 통상적인 의식이 아닌 상태-옮긴이)로 이행하기도 한다. 다만 어떠한 반응을 할지는 사람마다 다르며, 격렬한 반응을 하는지 여부로 판단하기도 어렵다. '격렬하다 = 깊다'라는 등식이 성립되는 것도 아니다. 오히려 조용하면서도 깊고 큰 물결이 올 수도 있다. 그렇게 해서 정점에 다다르고 나면 완전히 방향을 바꿔, 최고로 느슨한 상태로 향하는 것이다. 골반이 이완되면 몸 전체 힘이 빠지면서 쾌감이 길고 조용하게 지속된다. 나는 이러한 깊은 맛이 삶의 활력으로 이어진다고 생각한다.

섹스 후에는 골반이 이완된다

골반은 흥분이 고조되는 과정에서 수축되고, 충분히 수축되어 섹스가 절정에 달한 후에는 이완되면서 벌어진다. 즉, '흥분(골반기저부가 수축됨) → 오르가즘(골반기저부가 약간 이완되면서 골반 윗부분이 수축됨) → 힘이 빠질 때의 쾌감(골반의 윗부분과 아랫부분이 모두 이완됨)' 순으로 진행된다. 섹스가 잘된 경우엔 끝났을 때 골반의 윗부분과 아랫부분 모두 충분히 이완되며, 이것이 더욱 깊은 쾌감이나 만족감으로 이어져 둥둥 떠 있는 듯한 기분이 들 수도 있다.

섹스가 잘 안 된 경우엔, 골반의 윗부분만 이완되고 골반기저부의 긴장이 어중간하게 남아, 섹스가 끝나자마자 실망하거나 혹은 무언가 부족하다는 느낌을 가지게 된다. 기분 좋은 섹스가 되느냐 마느냐는 골반의 모양과는 상관없으며, 수축하거나 이완하는 움직임에 좌우된다. 부드럽게 수축하고 부드럽게 이완될수록 섹스의 만족감은 커진다.

매력적인 골반

골반의 움직임에 있어서, 수축과 이완의 반복되는 흐름을 잘 타는 사람은 연애하는 능력도 탁월하다. 남녀를 비교했을 땐 여자가 가진 골반의 에너지가 훨씬 더 강력하다. 남자는 '골반의 힘'만으로 이성에게 어필할 수 없으므로, 눈에 띄는 행동을 하거나 사회적 지위를 얻고 돈을 버는 등 간접적인 방법으로 노력한다.

최근 일본에서는 '모테키モテ期(인기를 뜻하는 [モテる]와 시기, 기간을 뜻하는 [期]가 합쳐진 말 -옮긴이)'라는 말이 유행이다. '모테키' 즉, 이성에게 인기를 끄는 시기에는 골반의 수축 정도가 강해진다. 골반 상태로 말하자면, 골반기저부가 조여진 '하부 수축'인 경우와 골반 전체가 잘 조여진 '상부 수축'의 경우, 둘 다 탄력이 높은 상태이기 때문에 이성을 매혹시키기 쉽다.

골반 전체가 수축되어 있을 때는 좋은 집중 상태이므로 문제가 없지만, '하부 수축'이 지나치게 강한 경우에는 사람을 끄는 힘이 있는 만큼 충돌도 일어나기 쉽다. 이때는 남들로부터 좋은 평가를 받으려는 욕구나 흥분하고 싶은 욕구, 소유욕 등이 강해진다. 과도한 '하부 수축' 상태에서는 골반 윗부분이 수축되지 못하므로, 흥분이 최고조에 이르렀을 때 갑자기 허탈해하거나 침울해질 수 있고 고독감에 빠지기도 한다. 또한, 사람들과 적당한 거리를 두는 것이 힘들어져 연애는 물론 다른 인간관계에서도 갈등이 일어나기 쉽다. 끊임없이 상대를 바꾸고 싶어 하는 '연애 의존형 인간'이 되는 경우도 있다. 항상 과도한 흥분 상태를 원하기 때문에 좀처럼 차분해지지도 못한다. 이럴 때는 감정에 치우치는 행동을 하지 않도록 주의가 필요하다.

'골반의 물결'은 한 달(생리), 1년(사계절)이라는 일정한 리듬만 있는 게 아니다. 골반은 몇 년 혹은 10년이라는 긴 기간 속에서도 수축과 이완을 반복하며 상승기와 하강기의 물결을 만들어낸다. 긴장감이 높은 시기가 오래 지속되는 경우에는 그 안에 작고 세세한 물결이 생기고, 그 세세한 물결 속의 진폭 그 자체도 커진다.

별다른 이유도 없이 바빠지거나 사람들과의 만남이 잦아질 때는 골반의 물결이 크고 거세진 상태다. 골반의 물결이 잔잔하고 느슨해져 있을 때는 외부로부터의 접촉도 뜸하고 스스로 외부와 접촉하고 싶은 욕구도 약하지만 아무 일 없이 평온하다. 사람 사이의 벽이나 긴장감도 낮아져 이런 시기에는 폭

넓은 대인관계가 가능하다는 장점도 있다. 어느 쪽이 되었든 골반에서 일어나는 물결에 휘둘리지 않고 흐름을 잘 타는 것이 좋은 기분으로 살아가기 위한 비결이라고 생각한다.

Q&A
섹스와 골반의 관계에 대해 알아보자

Q1. 섹스가 만족스럽지 않은 원인이 뭘까요? (30세)

A. 누구나 무리하게 어떤 일을 추진하거나 애써 밀어붙일 때가 있긴 하죠. 그런데 섹스가 아닌 다른 일에서도 늘 과도한 긴장감이 몸에 배어 있는 건 아닌지 점검해볼 필요가 있습니다. 골반기저부에 만성적으로 힘이 들어가 굳게 되면, 골반 윗부분이 수축되는 '좋은 집중'을 할 수가 없어 무얼 해도 만족감을 얻기 힘들지요. 골반기저부의 과도한 긴장은 강한 흥분을 일으키기 때문에 이것을 쾌감으로 착각하기 쉽고요. 그러나 이런 상태가 계속 지속되면 진정한 충족감을 얻을 수 없습니다. 결과적으로, 아무리 섹스에 공을 들여도 항상 부족함을 느낄 수밖에 없죠. '조금 더 만족할 방법이 없을까' 하면서 한층 더 강한 흥분을 추구하다 보면 골반기저부의 수축(하부 수축)이 심해져서 또다시 실망감을 느끼는 악순환에 빠질 수 있고요.

섹스뿐만 아니라 연애나 쇼핑, 술, 일, 인간관계 등에 지나치게 의존하여 과도한 흥분과 허탈감을 반복적으로 느끼는 사람의 골반은 대개 골반기저부가 굳어 있습니다. 골반기저부의 경직이 심하면 무슨 일을 해도 '멈출 수 없는' 의존 경향과 불만족 경향이 높아지죠. 특히 에너지와 집중력이 높은 사람일수록 그러한데, 이런 사람들은 과도한 긴장감을 조금이라도 자각할 수 있도록 노력해야 합니다.

만일 스스로 의존 경향이 있다고 판단된다면, 몇 분, 아니 몇 초라도 좋으니 행동하기 전에 잠깐 여유를 두세요. 생각과 행동의 타이밍을 어긋나게 함으로써 단순히 흥분한 상태인지, 아니면 정말로 마음이 움직이는 상태인지 점차 알게 됩니다. '골반기저부의 긴장을 풀어주는 호흡법(p95 참고)'을 실시하거나 생리 기간(특히 3, 4일째) 동안 느긋하고 편안하게 지내는 것도 경직된 골반기저부를 풀어주는 데 효과가 있습니다.

Q2. 생리 기간에 성욕이 강해집니다. (27세)

A. 골반기저부의 경직이 일상화되어 있을 확률이 높습니다. 평소 골반이 너무 수축되어 있으면, 굳어져서 더 이상 이완과 수축이 불가능해지죠. 생리 기간에 섹스가 기분 좋게 느껴지는

이유는 그나마 생리 중엔 골반이 느슨해지기 때문입니다. 생리 중의 섹스를 터부시했던 과거에는 이를 성도착으로 치부했고, 골반이 가장 수축되기 쉬운 생리 후부터 배란일 사이에 섹스를 해야 한다고 생각했죠. 그래서인지 이 기간에 성욕이 자연스럽게 높아졌고, 이러한 골반 흐름 속에서 섹스도 기분 좋게 할 수 있었던 것 같아요.

하지만 몸과 마음에 만성적인 긴장이 쌓이기 쉬운 현대인의 생활은 골반의 상태를 변하게 만들었습니다. 현대 여성에게 있어서 성욕이 높아진다는 것은 자신을 기분 좋게 이완시키고 싶은 욕구나 다름없죠. 따라서 생리 중에 성욕이 높아지는 것은 전혀 이상하거나 특별한 일이 아닙니다. 생리 중에 섹스를 하거나, 하고 싶어 하는 사람이 의외로 많을 겁니다. '생리 중이니까 안전하겠지' 하고 방심했다가 임신하는 경우도 있고요. 골반기저부의 움직임이 부드럽지 못한데 성욕이 넘치는 경우엔, 섹스를 따분한 것으로 착각할 수 있습니다.

섹스를 할 때 골반의 수축과 이완이 원활하지 않으면, 결과적으로 만족감이 떨어지고 계속 부족한 느낌이 들죠. 이럴 때 사람들은 자신의 성욕이 너무 강해서 만족을 못한다고 생각하거나, 반대로 섹스를 재미없는 것으로 단정해버립니다. 섹스의 만족감과 심신의 충족감을 느끼는 과정은 골반의 관점에서 보자면 동일합니다. 섹스에 너무 신경 쓰지 말고 자신에게 맞는 방법으로 휴식을 취하면서 골반기저부를 조금씩 이완시킨다면 섹스도 만족스러워질 겁니다.

과도한 흥분이나 불만족의 근본적인 원인은 골반의 불필요한 긴장이므로, 이를 잘 풀어주는 노력이 필요합니다. 특히 골반이 가장 많이 느슨해지는 생리 기간, 그중에서도 생리 3, 4일째에 일의 완급을 조절하면서 느긋하게 쉬면 골반기저부의 과도한 긴장이 점점 풀립니다. 계절상으로는 봄(특히 4월)에 골반이 잘 이완되므로, 적어도 봄만큼은 되도록 일을 줄이고 충분히 이완된 상태로 지내보세요. 그러면 골반의 움직임이 한결 부드러워집니다.

숙면을 취하거나 취미 생활을 즐기는 것도 좋지요. 맘에 드는 장소에서 느긋하게 시간을 보내거나 여행 등을 통해 기분이 좋아지면 골반기저부가 자연스럽게 이완될 겁니다. 남자들은 대부분 관심이 없겠지만, 여자들 중에는 아로마테라피를 즐기는 사람들이 많죠. 향기로 인해 흥분하는 경우도 있지만, 일반적으로 기분 좋은 향을 맡으면 골반은 부드럽게 이완됩니다. 어떤 것이든 좋으니 자신에게 맞는 방법을 찾아보세요. 반대로, 병원에 입원하거나 실연을 당하는 등의 안 좋은 일로 기분이 축 처지면서 골반이 느슨해지는 경우가 있죠. 이러한 최악의 시기에도 희망을 가지고 자신을 소중하게 돌보는 일이 중요합니다.

Q3. 섹스가 고통스러운데 어떻게 해야 할까요? (45세)

A. 골반기저부가 과도하게 수축되어 있으면 호감, 비호감 같은 극단적인 감각에 휘둘리기 쉽습니다. 이럴 때는 섹스 이외의 방법으로 골반을 풀어주어 섹스의 만족도를 높일 수 있겠죠. 하지만 성적 기호나 관심도는 개인차가 큽니다. 모든 사람

이 연애나 섹스에 흥미를 갖고 있는 건 아니니까요. 섹스가 아닌 다른 것으로 인생의 만족감을 얻을 수 있다면 그것도 좋지요. 그리고 또 한 가지, 갱년기에 들어서면서 문제가 복잡해졌을 가능성도 있습니다. 섹스할 때 아픈데도 계속 무리하면 긴장하게 되고, 골반기저부가 굳어서 통증이 심해질 수 있죠. 호르몬 불균형이 원인일 수도 있으므로, 갱년기에서 벗어날 때까지 기다리는 것도 한 방법입니다. 10년 후에는 몸이 또 달라져 있을지도 모르고요. 섹스에 대한 관심 자체도 갱년기 이후에는 강한 사람은 더 강하게, 약한 사람은 더 약하게, 개인차가 더욱더 크게 나타납니다.

Q4. 골반과 오르가즘의 관계에 대해 알고 싶어요. (37세)

A. 골반기저부가 항상 수축되어 있는 경우, 오르가즘에 도달하기 위한 자극을 추구하기보다는 심신의 긴장감을 풀어주는 것이 도움이 될 수 있습니다. 골반의 움직임을 체감해보는 것도 좋은 방법일 수 있고요. 골반기저부를 '배 속의 맨 밑바닥'

으로 의식하면서 '골반기저부의 긴장을 풀어주는 호흡법(p95 참고)'을 실시하면 골반이 조금 이완됩니다. 골반 윗부분의 움직임을 느끼기는 어렵지만, 아기가 젖 먹을 때처럼 입을 오므려 쭉 빨거나, 키스할 때처럼 입술을 삐죽 내미는 것만으로도 골반기저부를 조금 느슨하게 하면서 골반 윗부분을 수축시킬 수 있죠. 이처럼 입과 골반기저부의 움직임은 연동되어 있습니다. 반대로, 양쪽 입꼬리를 내리거나 이를 꽉 물면 골반기저부, 항문, 질 입구 모두 수축됩니다. 정신이 혼미해질 만큼 열렬한 키스를 나눌 수 있다면 오르가즘에 도달하는 것도 그리 어렵지 않겠네요.

Q5. 섹스 중에 나도 모르게 소리를 질러요. (34세)

A. 고통을 꾹 참을 때 누구나 입술을 꽉 오므리게 되는 것처럼 흥분할 때도 입술에 힘이 들어갑니다. 섹스하면서 흥분할 때의 표정은 아프거나 아픔을 참을 때의 표정과 구별하기 어렵죠. 남자라면 누구나 알고 있는 사실이고요. 입과 항문은 하나로 이

어진 소화관의 입구와 출구입니다. 당연히 연동될 수밖에 없죠. 입술을 앞으로 내밀어 '우' 하고 소리 내면 골반기저부와 항문에 힘이 들어가는 것을 알 수 있고요. '우'는 주로 참고 있을 때의 소리입니다.

한편, 아기가 처음 소리를 낼 때는 '아' 소리를 가장 많이 내지요. 발음하기도 쉽고, 힘을 제일 많이 빼고 낼 수 있는 소리이기도 합니다. '아' 소리를 내면서 항문에 힘주기란 거의 불가능하죠. 우리가 놀랐을 땐 '앗' 소리를 내는데, 이건 손쓸 여지도 없이 조절이 불가능한 상태에서 터져 나오는 소리입니다. 긴장하고 있을 때 입술의 힘을 빼면, 골반기저부가 자동적으로 이완됩니다. 섹스할 때 내는 소리는 기본적으로 모음 '아'에 가깝죠. 골반기저부의 지나친 긴장(과도한 하부 수축)을 풀기 위해서 '아' 또는 '하' 같은 소리를 내는 것입니다. 따라서 마음껏 소리를 내면서 섹스를 즐기는 편이 좋을 듯하네요.

Q6. 기분 좋은 섹스를 위해 무얼 하면 좋을까요? (37세)

A. 한껏 이완했다가 필요할 때 수축할 수 있는 골반 상태로 만드는 것이 중요합니다. 그러기 위해서 섹스가 아닌 다른 것으로 기분 좋은 쾌감을 체험할 수 있다면 좋겠죠. 무언가를 보거나 듣거나 만질 때 정신이 아득해지는 듯한 쾌감을 느낀 적이 있나요? 평상시의 정신 상태가 아닌 트랜스 상태라고도 할 수 있는 체험을 하면, 골반은 꽉 조여졌다가 그 후 절정에서 내리닫듯이 느슨해집니다. 단시간에 이렇게 되는 경우도 있고요.

단, 지나치게 흥분하면 골반이 부드럽게 이완되지 못해 충족감을 느끼기 힘들죠. 힘이 빠진 뒤에 기분 좋은 상태가 유지되는 것이야말로 최상의 쾌감 상태이며, 섹스할 때도 마찬가지입니다. 이러한 상태를 알고 있거나 체감하고 있다면, 단순한 흥분이나 삽입에서 오는 쾌감과 구분할 수 있을 겁니다. 굶주림에 허덕이듯이 무언가를 갈구하며 흥분하는 방식으로는 흥분 저 너머에 있는 진정한 쾌감 상태에 이르지 못합니다.

기분 좋은 최상의 상태를 찾는 데는 남자보다 여자가 더 능동적이고 적극적이죠. 무엇이 진정한 쾌감인지 모르겠다고 하는 남자가 훨씬 더 많고요. 기분을 좋게 해주는 다양한 변주 방법을 갖추는 것도 좋고, 결정타를 갖고 있다면 더욱 좋겠네요. 수면 중에는 누구나 골반이 느슨해지므로, 섹스와 수면이 한 세트처럼 묶여서 이루어진다면 다음 날 아침에 일어났을 때 골반이 리셋되어 좋은 상태로 수축되고, 수축과 이완이 모두 가능한 중립적이며 상쾌한 상태가 될 수 있습니다.

이러한 과정이 순조롭게 지속된다면, 정체 시술을 비롯한 수많은 건강 요법들이 필요 없어지겠죠. 그런 의미에서 '섹스로 아름다워진다'는 말은 결코 거짓이 아닙니다. 섹스를 수면 또는 충분한 휴식 시간과 세트로 묶을 경우 섹스는 밤이나 자기 전에 하는 것이 좋지만, 아침에 섹스하는 걸 선호하는 사람들이 있습니다. 아마도 자고 나서 골반기저부가 이완된 상태로 섹스하는 것이 더 좋은 기분을 느끼게 해주는지도 모르죠. 그건 그것대로 좋다는 생각이 듭니다. 섹스로 충분히 이완했다가 재빨리 수축하면서 몸이 가뿐해지는 건강한 사람이라면 '모닝 섹스'도 즐길 만하겠죠. 물론 혼자서 결정할 수 있는 일은 아니겠지만요.

Q7. 섹스 안 하고 지내면 몸에 악영향을 미치나요? 섹스 상대가 없을 때는 어떻게 해야 될까요? (34세)

A. 집중(골반 수축) ↔ 휴식(골반 이완)의 관점에서 보면, 섹스라는 행위는 골반의 움직임이 크며, 집중 ↔ 휴식의 낙차도 큽니다. 여분의 긴장을 풀 수 있는 효율이 좋은 행위라는 생각이 들죠. 하지만 생리 리듬 속에서도 같은 움직임이 일어나고, 감동하거나 유유자적하면서 좋은 기분으로 지내도 골반은 움직입니다. 그러므로 골반이 이완하거나 수축할 수 있는 여러 기회 중의 하나가 섹스라고 보면 되지요.

섹스를 하지 않더라도 자신이 좋아하는 다른 일에서 만족감을 얻을 수 있다면 문제는 없다고 생각합니다. 젊을 때는 체력이 남아돌아 쉽게 흥분해서 섹스하고, 다른 쪽으로 에너지를 발산해도 좋을 것 같은데 남자 없이는 못 살겠다며 섹스에 몰두하는 사람도 있습니다. 섹스의 효과는 개인차가 크고, 섹스가 자신에게 어떠한 것인지는 어느 정도 나이가 들지 않으면 알기 힘들지도 모르죠. 체력이 왕성한 젊은 사람일수록 에너지를 무모하게 발산할 가능성이 높고요.

자위(마스터베이션)는 골반을 잘 이완시킬 수 있는 방법 중 하나입니다. 다만, 혼자서 하는 것과 두 사람이 하는 것의 차이는 두 사람이 서로 잘해나갔을 경우 혼자서 할 때보다 상승작용을 일으킬 가능성이 높다는 점이죠. 단체로 하는 음악이나 스포츠 등에서 개인이 자신의 능력 이상의 결과를 내는 것과 비슷합니다. 물론 정반대인 경우도 있죠. 두 사람이 제대로 하지 못했을 때는 혼자서 하는 게 더 나을 수도 있으니까요. 반드시 상대가 있어야 좋다고는 말할 수 없습니다. '하지 않으면 안 되니까 한다'도 틀렸고, '하지 않고 지냈기 때문에 안 좋다'도 틀린 생각이죠. 그러나 잘만 된다면, 섹스를 통해서 골반에 탄력이 생겨 여러 가지로 순환이 잘될 가능성은 있습니다.

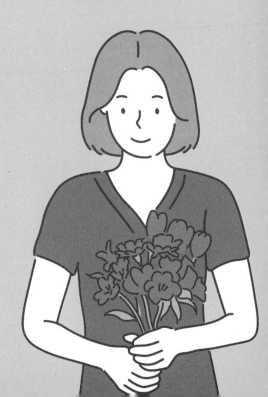

제4장

임신·출산과 골반

출산이 인대와 근육을 느슨하게 한다

임신과 출산은 골반이 겪는 일생일대의 사건이며, 이 시기에 골반의
움직임도 진폭이 가장 커진다. 출산 직후에는 골반 좌우의 관골과 골
반 한가운데 있는 천골을 연결하는 인대를 비롯해 골반의 수축과 이완
을 담당하는 근육도 완전히 느슨해져서, 출산 전 상태로 회복되기까지
약 2 ~ 3개월이 걸린다.

출산은 생리통이나 두통, 월경전 증후군 등을 겪었던 사람에게는 증상
을 해소 또는 개선시키는 기회가 될 수 있다. 골반은 출산 과정에서 일
단 '분해'되었다가 회복 기간 동안 '재조립'된다. 반대로, 출산 후 몸 전
체가 에너지를 잃었을 때 무리하게 움직이면 골반이 탄력을 잃으면서
몸의 균형이 무너질 수도 있다. 충분한 휴식과 안정으로 이 시기를 긍
정적인 의미에서의 전환기로 삼아보자.

본능에 눈뜨면 골반의 움직임이 좋아진다

　현대인은 정보의 홍수 속에서 중심을 잡지 못하고 갈팡질팡 헤매기 쉽다. 그래서 본능적인 감각이 최고조에 달하는 임신 기간에도 골반이 가진 '야생'의 능력을 거스르거나 신체가지닌 본래의 '저력'을 제대로 살리지 못하게 된다.

　아무 일 없는 듯한 일상생활에서도 우리의 직감은 항상 작용하고 있다. 도처에 도사리고 있는 위험 요소를 본능적으로 회피하고 있기 때문에 별 탈 없이 지낼 수 있는 것이다. 정보나 논리로 파악할 수 있는 사물의 범위는 생각보다 그리 넓지 않다.

　정보에 의존해서 불안과 패닉에 빠질지, 아니면 야생의 직감력을 길러서 심신을 튼튼하게 할지, 임신과 출산은 어느 쪽으로든 중요한 계기가 될 것이다. 이 시기에 본래 타고난 여자의 풍부한 직감을 잘 연마하면 좋지 않을까. 본능에 눈뜨면 눈뜰수록 골반의 움직임이 좋아지기 때문에 출산도 거뜬하게 해낼 수 있다.

임신과 출산을 일상생활에서 경험하는 생리 주기와 연관 지어보자면, 배란에서 생리가 시작되기 전까지 약 2주간은 여자의 몸이 '유사임신' 상태이며, 생리는 '미니출산'이라고 할 수 있다. 실제 임신이나 출산만큼은 아니더라도 어느 정도 본능적인 감각이 살아나는 시기라고 보면 된다.

배란 후와 임신 중·후기에는 골반이 느슨해지기 때문에 몸과 마음이 편안해지고, 마음도 안정될 뿐 아니라 충실감이나 행복감도 느낄 수 있다. 그러나 안타깝게도 현실적으로 그러한 상태를 누릴 여유가 없다는 것이 문제다. 여러 가지 제약과 어려움이 따르겠지만, 자신의 신체 감각에 따라서 생활하는 것이 무엇보다 중요한 시기가 임신과 출산 기간이라는 것을 염두에 두자.

입덧이 나쁜 것만은 아니다

입덧은 증상이 너무나 다양해서 간단히 정리하기엔 한계가 있다. 좀처럼 음식을 입에 대지 못하는 사람이 있는가 하면, 어느 한 가지 음식만 찾게 되는 사람도 있고, 시도 때도 없이 졸거나 냄새에 매우 민감해지는 등 사람마다 겪는 증상이 제 각각이다.

동물적인 본능이 최고조에 달하는 시기는 단연 출산 때지만, 임신 기간 역시 본능이 드러나는 시기라고 할 수 있다. 모든 감각이 예민해지기 때문에 약간의 자극만으로 기분이 좋아지기도 하고 나빠지기도 한다. 이것이 무엇을 의미하는지 정확히 해석하긴 어렵지만, 우리 몸이 무언가를 요구하고 있다는 신호임에는 틀림없다.

임신이란 자신과 별개인 생명이 몸속에서 자라는 엄청난 사건이다. 임신과 출산은 여성에게 문명사회 이전과 별반 다르지 않은 야생적인 체험을 선사한다. 몸 전체가 통상적으로 느끼지 못했던 감각의 지배를 받게 되는 것이다. 이때 지식이나 정보에 의존하려고 할수록 마음은 더 불안해진다. 그보다는 본능에 몸을 맡기는 편이 심리적 안정에 도움이 된다. 예를 들어 평소에는 전혀 먹고 싶지 않았던 음식이 당긴다면 몸이 본능적으로 원하는 것이라고 받아들이자.

신체의 밑바닥에서부터 까닭 없이 솟아나는 감각에 집중하다 보면 자기도 모르는 사이에 자신감과 안정감이 생길 것이다. '걱정하는 것보다 낳는 게 좋다'는 오래된 속담(미리 걱정하지 말라는 뜻의 일본 속담-옮긴이)에서도 본능적인 체험에 대한 믿음을 엿볼 수 있다.

순산과 골반

순산을 결정짓는 것은 골반 크기가 아닌, 골반의 개폐(열림과 닫힘) 움직임이다. 일반적으로 넓은 골반이 순산할 수 있는 체형이라고 생각하지만, 좁은 골반으로도 쉽게 출산하는 경우가 많다(넓은 골반, 좁은 골반은 p60 그림 참고). 좁은 골반은 언뜻 보기에 작아 보여서 출산에 어려움을 겪을 것 같지만, 골반의 앞뒤 두께가 꽤 있어서 용적이 넉넉한 데다 개폐 움직임이 큰 편이다. 개폐 움직임만 좋으면 누구나 아기를 쉽게 낳을 수 있다. 따라서 넓은 골반, 좁은 골반 양쪽 모두 순산 체형인 셈이다.

골반은 출산 예정일이 다가오면 벌어지기 시작하는데, 이때 좌우 골반이 한꺼번에 벌어지는 게 아니라, 오른쪽이 먼저 벌어진 뒤 왼쪽이 벌어지는 순서로 번갈아 가며 벌어진다. 왼쪽이 벌어진 다음 좌우의 벌어진 정도가 비슷해지면, 다시 오른쪽이 벌어지기 시작한다. 대체로 1주일 주기로 이러한 움직임이 반복되면서 출산을 맞이하게 된다. 아기는 좌우 골반이 충분히 벌어진 상태에서 태어난다. 왼쪽 골반이 잘 벌어지지 않는 사람은 난산을 겪을 확률이 조금 높지만, 출산을 계기로 몸 상태가 출산 전보다 더 좋아지는 경우도 많다.

흔히 '아기가 크면 낳기 힘들다'는 인식이 있는데, 특별히 아기의 몸이 큰 경우가 아니라면, 중요한 것은 사실 태아의 체중이 아닌 머리 모양이다. 머리 모양은 정수리가 뾰족한 타입(아기의 골반이 넓은 경우)과 머리 측면인 두개골 부분이 튀어나온 타입(아기의 골반이 좁은 경우)으로 나뉜다. 둘 중에서 산도(태아가 지나는 통로)를 수월하게 통과하는 쪽은 정수리가 뾰족한 타입이다.

출산 직후의 골반

골반 한가운데에는 천골이 있고, 천골을 중심으로 좌우에 관골(장골+좌골+치골: p23 그림 참고)이 있는데, 이것이 출산할 때는 거의 분리될 정도로 크게 벌어진다(p73 그림 참고). 태아의 머리가 통과하는 치골과 좌골 사이(골반기저부)도 크게 열린다. 생리학적으로는 천골과 장골을 단단히 연결하는 인대 자체가 부드러워져서 태아가 나올 수 있는 공간이 확보될 때까지 움직일 수 있는 것이라고 한다.

출산 후 아랫배는 완전히 힘이 빠진다. 보통은 아랫배를 손가락으로 누르면 피부가 반사적으로 튕겨 올라오는 느낌이 있지만, 아기를 낳은 직후에는 이러한 반발력이 사라져서 손가락이 푹 들어가고 만다. 특별히 힘을 주려 하지 않아도 어떤 자세를 취하더라도 아랫배는 조여져 있는 게 기본인데, 마치 아랫배가 텅 빈 것처럼 느껴지기도 한다.

골반을 조여주는 것은 주로 아랫배의 근육이다. 그런데 출산과 동시에 인대와 근육이 모두 늘어나므로 골반을 이루는 각각의 뼈는 서로 떨어지게 된다. 이런 상태에서는 아무리 버티려고 애써도 소용없다. 아랫배에 다시 힘이 생길 때까지는 무리하게 움직이지 않는 게 좋다. 개인차는 있지만 골반이 조여지고 아랫배에 힘이 생기는 원상태로 돌아오기까지 20대는 2개월, 30~40대는 3개월 정도가 걸린다(골반의 탄력을 체크하는 방법, p56 참고).

출산 직후부터 3주 동안은 골반이 매우 느슨해져 있다. 골반은 3주 정도 지난 시점에서 한 번 수축했다가 그로부터 2주 후(출산 후 약 5주째)에 다시 조금 이완된다. 겉보기에는 원상태로 돌아온 것 같지만, 보통 출산 후 1개월 정도는 그 사람이 원래 지닌 에너지의 절반 정도만 회복된다고 보면 된다.

우리 몸은 또한 짧게는 몇 년, 길게는 10년 단위로 '수축↔이완'의 주기를 반복한다. 예를 들어 몸의 기운이 잠재적으로 수축하는 방향(상승 방향)으로 흐를 때는 수축이 잘된다. 그리고 일반적으로 나이가 들수록 수축은 잘 안 되고, 이완이 잘된다. 단, 개인차가 크기 때문에 인생 후반기에 상승 흐름을 타는 사람도 있을 수 있다. 출산 후 골반 전체가 크게 벌어지는 시기는 이후 골반을 충분히 수축시킬 수 있는 기회이기도 하다.

Q&A
임신과 출산에 대해 알아보자

Q1. 불임 때문에 고민이에요. 어떻게 하면 임신해서 제대로 출산할 수 있을까요? (38세)

A. 여러 가지 노력에도 불구하고 임신하지 못하다가 아이를 포기하는 순간 임신하게 되었다는 이야기를 한 번쯤 들어봤을 겁니다. 필사적으로 노력하기보다 편안한 상태에서 골반을 이완하는 게 임신하는 데 더 효과적이죠. '자야 한다'는 강박에 사로잡히면 오히려 잠을 이루기 어려운 것과 비슷하고요. 불임 치료를 시작하고 치료 강도가 높아지면 그 자체가 강한 스트레스가 되기 때문에 중간중간 휴식기를 갖는 것이 좋다고 생각합니다. 임신 목적의 '의무적인 섹스'보다 '기분 좋은 섹스'가 골반에 탄력을 주고 아랫배를 따뜻하게 만들어 임신하기 좋은 몸 상태로 만들어줍니다.

의학적으로 불임의 원인을 발견하지 못하는 경우도 많지만, 체질적으로 몸이 너무 예민하게 반응하면 임신하기 어려운 경향이 있죠. 외부 자극이나 정보에 대해 신체가 과민하게 반응하는 사람은 항상 몸 상태가 좋지 않아 일상생활 자체를 힘들어합니다. 그런 사람에겐 출산과 더불어 육아도 엄청난 부담일 수밖에 없죠. 아기는 무슨 일이 있어도 꼭 낳아야 한다는 생각에서 자유로워질 필요가 있습니다. 애써서 자신을 지나치게 몰아붙이면 골반기저부가 굳어서 몸과 마음이 모두 불안정해질 수 있으니까요.

우리 몸을 기술로 컨트롤할 수 있는 범위는 한정되어 있습니다. 몸과 마음을 인위적으로 조절하겠다는 생각을 버리고, 신체가 가진 '자기결정권'에 내 몸을 맡긴다는 마음가짐으로 지내면 어떨까요. 장기적으로 봤을 때, 그것이 인생의 묘미를 느낄 수 있는 가장 좋은 방법일지도 모릅니다.

Q2. 고령 출산이라 불안해요. 안전하게 출산하는 방법이 있을까요? (40세)

A. 이제 40대에 첫아이를 임신하는 일은 낯설지 않습니다. 어린이집에서 엄마들의 나이 차가 거의 모녀지간에 가까운 경우도 심심치 않게 있고요. 출산 자체는 의료적 관리가 확실해져

서 과거와는 비교가 안 될 정도로 안전해졌지만, 문제는 역시 출산 이후죠. 고령 출산을 걱정할 만큼 신중한 사람이라면, 출산 자체는 크게 문제될 것이 없다고 봅니다. 중요한 건 출산 후의 대비책을 확실하게 세워두는 일입니다.

우선, 회복까지 오랜 시간이 걸린다는 점을 각오해야 해요. 물론 젊은 산모 못지않게 몸 상태가 좋은 사람도 있겠지만, 최대한의 기간을 산정해서 안정을 취할 것을 권장합니다. 고령 출산인 경우, 가능한 한 제3자의 도움을 받으면서 1년 정도 느긋하게 쉬어야 합니다. 나이가 많고 장기간 불임 치료를 받고 출산한 경우에는 육아에 무리하게 힘을 쏟지 않도록 주의하세요. 간절히 원했던 아기였기에 육아에도 완벽을 기하다가 에너지가 완전히 소모될 수도 있으니까요.

특히 요즘 사람들은 방대한 정보를 수집해서 세심한 부분까지 신경 쓰곤 하죠. 하지만 세상에 완벽한 육아란 존재하지 않으며, 의도한 대로 되지도 않습니다. 기본적으로 '순리에 따른다'는 마음가짐이 가장 중요해요. 고령의 산모가 젊은 산모보다 유리한 점은 인생 경험으로 얻어진 정신적 여유입니다. 젊은 시절에는 자기 생활만으로도 벅차서 아이를 귀여워할 줄 모르다가, 나이가 들면서 새삼 아이들의 순수한 모습에 매료되는 경우가 많죠. '순리에 따르기', '적당한 선 지키기'에 유의하면서 고령 산모만이 가진 안목과 유연함을 살려 아이를 키울 수 있다면 더할 나위 없을 것입니다.

Q3. 진통촉진제는 사용하지 않는 게 나을까요? (33세)

A. 진통이 너무 약해서 반드시 써야 하는 상황이면 어쩔 수 없지만, 스케줄 사정으로 안이하게 사용하는 일은 피하는 게 좋습니다. 골반이 잘 열리지 않은 단계에서 진통촉진제를 사용할 경우, 골반의 확장이 충분하지 않아 태아가 좁은 산도를 통과해야 하는 불상사가 생깁니다. 무통분만은 특별히 나쁘다고는 할 수 없지만, 만약 사용한다면 골반의 움직임과 타이밍을 맞추는 것이 바람직하죠. 적당한 타이밍에 잘만 사용하면 과도한 긴장을 풀어주어 분만이 수월하게 이루어집니다. 요즘에는 자

연주의 출산을 원하는 사람들도 많은 것 같은데, 거기에 너무 매달려서 문제가 생기는 경우도 있으니 자신의 몸 상태와 진행 상황에 따라 유연하게 대응하는 것이 가장 좋다고 생각합니다.

Q4. 순산을 위한 정체법을 알려주세요. (27세)

A. 골반을 이완하기 좋은 상태로 만들면 출산이 한결 편해집니다. 여기에는 두 가지 포인트가 있는데, 첫 번째는 쉽게 이완되지 않는 왼쪽 골반의 움직임을 부드럽게 하는 것, 두 번째는 골반의 개폐운동 자체를 활성화시키는 것이죠. 임신 후기가 되면 신장의 부담이 커져서 쉽게 붓는데, 이것은 골반 왼쪽이 경직되어 그런 것입니다. 신장이 튼튼한 사람은 왼쪽 골반의 움직임도 좋은 편이죠. 신장의 움직임과 관련된 부위는 배꼽 바로 뒤에 있는 요추 3번이고, 골반의 개폐운동을 담당하는 것은 요추 4번입니다.

따라서 요추 3번과 4번의 탄력이 매우 중요하죠. 뒤에 나오는 140~141페이지의 그림들은 요추 3번과 4번을 단련시키는 정체법이니 평소 꾸준하게 실시하세요. 요추의 상태가 좋으면 무릎을 좌우로 움직였을 때 가볍고 부드러운 느낌이 들지만, 골반과 요추가 탄력을 잃은 상태라면 움직임이 무겁고 불편하죠. 특히 소폭으로 움직이는 동작이 힘들어지면서 무의식적으로 크게 움직이고 싶어집니다. 처음에는 조금 큰 폭으로 움직여도 상관없으니, 조금씩 폭을 줄이면서 1센티미터 이하의 매우 미세한 움직임이 가능해지도록 해보세요. 위의 정체법을 규칙적으로 실시하면 허리와 등이 따뜻해집니다. 출산 전, 출산 후 언제든 실시 가능하고요. 특히 고령 출산일 경우, 출산으로 늘어났던 자궁 근육이 수축하면서 나타나는 후진통(훗배앓이-옮긴이)을 줄이는 데도 효과적입니다.

【요추 4번 정체법 (골반의 개폐를 부드럽게 함)】

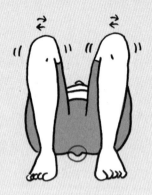

1. 똑바로 누운 다음 편안한 각도로 무릎을 세우고, 좌우 무릎을 가까이 붙였다 떼기를 반복한다. 호흡 속도에 맞춰 되도록 작은 폭으로 움직인다.

2. 꼬리뼈를 '부채의 사북'이라고 상상하면서 무릎을 아주 작게 열었다 닫았다 하면 골반기저부가 이완되어 꼬리뼈 주변이 따뜻해지고, 움직임도 부드러워진다. (10~20회 호흡) 이때, 골반 개폐운동의 중심이 되는 요추 4번에 탄력이 생긴다.

【요추 3번 정체법 (골반과 요추의 틀어짐을 완화하고
신장의 활동을 촉진함)】

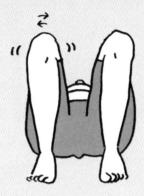

※ 양 무릎을 비교했을 때, 더 수월하게 움직이는 쪽 무릎만 움직인다. 그러면 요추 3번 외의 다른 부위에도 움직임이 전해지면서 긴장감이 풀린다.

3. 이번엔 양쪽 무릎을 동시에 좌우로 움직인다. 요추 3번을 핀포인트로 해서 움직이면 된다.

4. 좌우 어느 쪽 무릎이 더 가볍게 움직이는지 비교해본다. 가볍게 느껴지는 무릎을 호흡에 맞춰 10~20회 좌우로 작은 폭으로 움직인다. 이때 요추 3번이 굳은 상태라면 작게 움직이기 어려우므로, 처음에는 큰 폭으로 움직이다가 점차 폭을 줄여나가도 좋다. 호흡은 자신에게 편한 방식(어느 쪽 방향으로 무릎을 움직일 때 숨을 마실지, 또는 내쉴지 선택 가능)으로 조절한다.

5. 조금씩 쉬어가면서 몸에 무리가 가지 않는 범위에서 몇 세트 반복한다. 출산 직후에는 복부의 힘이 빠져 골반이 많이 느슨해져 있으므로 한쪽 무릎만 움직이는 편이 수월할 것이다.

Q5. 입덧을 줄이고 싶어요. (34세)

A. 정확한 원인은 알려지지 않았지만, 입덧하는 시기에만 요추 5번(천골 바로 위)이 오른쪽으로 틀어집니다. 요통과는 달라서 이 부분을 만지지만 않으면 아프지 않지만, 만약 만진다고 하면 살짝 손을 대기만 해도 찌릿한 통증이 느껴지고 민감해지죠. 일반적으로 요추 5번은 앞쪽으로 틀어집니다(바로 밑의 천골은 뒤로 기울어짐). 이때 혼자 틀어지는 경우는 없고, 요추 4번과 붙어 있어 종종 함께 틀어지며 요통으로 이어지곤 하죠. 입덧하는 시기에는 요추 5번의 움직임을 부드럽게 하는 것이 효과적입니다. 앞서 소개한 '요추 3번 정체법'과 '요추 4번 정체법'을 활용해보세요. 민감한 요추 5번을 자동으로 반응하게 만들어, 자연스럽게 탄력이 생깁니다. 이때 요추 5번에 움직임이 잘 전달되게 하려면 무릎을 높게 세우는 것이 좋습니다.

Q6. 정체법으로 역아를 바로잡을 수 있나요? (35세)

A. 한의학에서는 거꾸로 자리 잡은 태아를 관장하는 혈이 있다고 합니다. 정체 역시 다양한 방법이 있기 때문에, 역아에 대응하는 특별한 방법이 있을 수도 있겠죠. 제가 사용하는 방식을 설명하자면, 역아 여부와 상관없이 임산부의 아랫배에 손을 부드럽게 갖다 댑니다. 그러면 임산부의 호흡이 깊어지고, 호흡할 때마다 골반이 아랫배와 함께 부드럽게 부풀었다 수축되기를 반복하죠. 골반에 탄력이 생겨 공간이 넓어지면, 의도적으로 태아의 위치를 바꾸려고 하지 않아도 태아 스스로 머리를 골반 쪽으로 돌립니다. 본능적으로 머리가 편안한 위치를 감지하는 것이죠. 태아가 제대로 자리를 잡으면 임산부는 배가 가벼워진 느낌이 들고요. 임산부의 호흡이 깊어지고 골반의 움직임에 탄력과 여유를 주는 방법이라면 어떤 것이든 태아에게 좋은 영향을 미칠 수 있다고 생각합니다.

Q7. 진통을 줄이는 방법은 없을까요? (35세)

A. '본능에 충실하자'는 마음가짐으로 임신 기간을 보내는 것이 중요합니다. 동물적인 감각에 집중하면 골반의 움직임이 좋아질 뿐만 아니라 출산할 때의 신체적 변화(흥분 상태)도 자연스럽게 진행되지요. 출산할 때 동물적인 흥분 상태가 강렬할수록 통증은 약해집니다. 물론 출산 자체가 짧은 시간 안에 이루어진다면 고통을 느낄 틈도 없겠죠. 어떤 산모는 아이 낳을 때 소리를 질렀는데, 이제 와서 생각해보니 아파서 그런 게 아니었던 것 같다고 말합니다. 격렬한 흥분과 골반의 이완이 동시에 일어나는 현상은 일상에선 결코 일어나기 힘든 출산만의 특징입니다. 왜냐하면 평소에는 '흥분=골반기저부의 수축'이라는 공식이 적용되니까요.

골반의 구조를 봐도, 그 작은 공간을 태아의 머리가 통과한다는 게 믿기 힘들 정도입니다. 골반이 떨어져 나갈 만큼 크게 벌어져야 가능한 일이죠. 출산할 때 우리 몸은 다양한 수단을 이용해 골반을 넓히고 산도를 확보하려고 합니다. 배에 의식적으로 힘주기는 가능하지만, 그 힘은 '출산의 힘'의 극히 일부분에 불과합니다. 배에 아무리 힘을 준다고 해도 불수의근(의식적으로 조절할 수 없는 근육)인 자궁이 수축하는 힘에는 훨씬 못 미치니까요.

일단 태아의 머리가 나오고 나면 따로 힘을 주지 않아도 자연스럽게 몸이 다 나옵니다. 출산 전에는 누구나 불안해하지만, 출산이 일단 시작되고 나면 강한 흥분 상태에서 깊은 안정 상태로 진행되어 오히려 편안해집니다. 아내도 지금까지 다섯 번의 출산을 경험했지만, 출산 직전과 직후의 일을 거의 기억하지 못하죠. 저는 두 아이의 출산에 참여했는데, 죽을 만큼 아파하는 아내 곁에서 출산의 흥분이 얼마나 놀라운 것인지 알게 되었습니다.

출산은 인간을 '야생 동물'로 변신시킵니다. 출산 과정에서 아내뿐만 아니라 저까지 강렬한 흥분 상태에 빠져들었던 기억이 납니다. 두 번째로 출산에 참여했을 때는 흥분 정도가 얼마나 되는지 알고 싶어서 맥박을 쟀죠. 나름 냉정하고 침착하게 대응했음에도 불구하고, 당시 저의 맥박은 약 120이었습니다. 자신도 모르게 흥분하고 있었던 거죠. 아내의 맥박은 출산하는 도중에 빨라졌다가 아기가 태어나자마자 평소 수치로 돌아왔고요.

다음 날 아침, 아내는 여유로운 표정을 짓고 있었지만 제 맥박은 여전히 110 정도였고, 정상적인 맥박수인 분당 60~80회로 돌아오기까지 이틀이 걸렸습니다. 만약 출산이 고통스럽기만 하다면 PTSD(외상 후 스트레스 장애)에 걸려도 전혀 이상하지 않을 겁니다. 하지만 여자는 출산이 끝나는 순간, 태연하게 본래 상태로 돌아가지요. 여자의 몸은 그만큼 강인한 힘을 갖추고 있다고 생각합니다.

Q8. 출산 후 주의해야 할 점을 알려주세요. (40세)

A. 골반이 최대한 벌어지는 산후의 시기를 잘 보내는 것이 중요합니다. 회복 후 아랫배에 힘이 잘 들어가고 골반의 수축과 이완이 순조롭게 진행된다면, 출산 전에 생리통이나 두통이 있

던 사람은 증상이 훨씬 더 가벼워지고 이전보다 건강해지기도 합니다. 기본적으로, 출산 후 한 달 동안은 허리에 부담되는 일을 피하세요. 아기를 돌보는 일은 대부분 허리를 쓰게 되므로 출산 후 첫 3주 간은 육아도우미나 산후조리원의 도움을 받도록 합니다. 출산 후 3주가 분기점이며, 그 후 2주 정도 지나면 골반이 약간 이완되는 재설정 기간을 거치고 벌어졌던 골반이 수축되기 시작하죠.

그러나 본격적으로 배에 힘이 들어가려면 몇 개월 더 지나야 하는데, 이 기간은 나이에 따라 달라집니다. 만약 직장을 다니는 사람이라면 1년 정도 휴직하는 것이 바람직하죠. 똑바로 누워 양 무릎을 벌려 엉덩이를 들어 올리는 '골반의 탄력을 체크하는 방법 & 골반의 탄력을 회복시키는 방법(p56 참고)'으로 아랫배와 골반의 회복 정도를 확인해도 좋고요. 가볍게 들어 올리는 정도까지는 아니더라도 엉덩이를 천천히 들어 올릴 수 있게 되었다면 골반에 힘이 생겼다는 증거입니다. 산후 조리는 '골반의 힘'을 되찾는 기간이라고 생각하면 됩니다.

Q9. 제왕절개인 경우, 산후에 특별히 더 조심해야 할 것이 있나요? (31세)

A. 최근 들어 자연분만을 고집하는 여성들이 늘고 있습니다. 특히 성취 지향적인 사람은 제왕절개라는 결과에 낙담하기 쉽죠. 물론 자연분만은 몸과 마음에 감동과 흥분을 선사하고, 다른 체험으로는 대체할 수 없는 가치가 있습니다. 하지만 신체적인 변화 측면에서 본다면, 제왕절개의 경우도 골반의 인대와 근육이 크게 늘어나기 때문에 자연분만과 다르지 않죠. 게다가 수술 후 어쩔 수 없이 안정을 취해야 해서, 산후 관리가 잘되는 장점도 있고요. 산후조리 기간에는 자신의 골반을 건강한 상태로 리셋한다는 마음가짐으로 편안히 지내보세요. 제왕절개 후 장기 유착이 발생하는 경우도 있으므로, 산후조리를 할 때 장의 움직임을 활성화시켜야 합니다. 앞서 소개한 '요추 3번 정체법', '요추 4번 정체법'(p140~141 참고)은 출산 직후부터 골반의 움직임을 부드럽게 하면서 아랫배를 따뜻하게 유지시켜 주므로, 장의 활동을 촉진하는 데 도움이 됩니다.

Q10. 아이 낳고 한 달 뒤부터 일해도 괜찮을까요? (35세)

A. 체력이 아주 좋은 사람이라면 출산 후 한 달만 지나도 일할 수 있겠지만, 그런 사람은 거의 드물죠. 기본적으로 최소 2개월, 가능하다면 6개월은 쉬어야 합니다. 아랫배에서 빠져나간 힘은 시간이 지나면서 자연스럽게 돌아오기 때문에, 회복될 때까지 차분하게 기다리는 것이 장기적인 안목에서 봤을 때 골반 건강에 큰 도움이 되지요. 리셋된 골반은 출산 이전보다 몸 상태가 더 나아지도록 이끄는 요소이기도 하고요. 다만, 산후조리 기간에 아기를 혼자서 돌봐야 한다면, 차라리 아기를 도우미에게 맡기고 직장으로 복귀하는 편이 나을 수도 있습니다. 무언가를 목표로 추진하고 이루는 것이 오히려 쉽고, '하지 않는 것', '기다리는 것'이 훨씬 더 어려울 수 있죠. 산후조리 기간에는 자신의 몸 상태를 꾸준히 살피는 집중력이 무엇보다 중요합니다.

Q11. 돈 안 들이고 혼자서 체형을 되돌릴 방법이 있을까요? (34세)

A. 출산 후 무리한 교정은 체형을 원상태로 되돌리기는커녕 오히려 악영향을 끼칠 수 있습니다. 자연스럽게 아랫배에 힘이 들어가고 골반을 조이는 힘이 생길 때까지 기다리는 것이 최선의 방법이죠. 산후조리 기간을 내 몸이 리셋되는 기회라고 생각해야 합니다. 출산 후의 상태는 제로(0)일 뿐, 결코 마이너스가 아닙니다. 출산으로 모든 힘을 소진했으니, 첫 3주간은 되도록 안정을 취하며 지내보세요. 이 시기에 제대로 쉬면 평소 이완되기 어려운 왼쪽 골반의 움직임이 자유로워지므로 두통이나 생리통 등의 증상이 나아지거나 아예 사라지기도 합니다. '최고의 탈력기(힘 빠지는 시기)'인 산후 시기를 출산 전보다 탄력 있는 골반(허리와 다리가 가벼워짐)으로 만드는 계기로 삼아보세요. 출산 후 한 달이 지나도록 골반이 가볍게 느껴지지 않는다면, '아랫배에 힘 모으는 운동(p154~155 참고)'이 도움이 될 것입니다.

Q12. 출산 후 날씬해지려면 임신 중 어떤 습관을 기르면 좋을까요? (27세)

A. 출산으로 골반이 벌어지면 평소 잘 이완되지 않던 부분까지 포함해서 온몸의 긴장이 풀립니다. 느슨해진 골반이 다시 수축될 때까지 차분하게 쉬면서 기다린다면 몸과 마음이 재충전될 가능성이 매우 높지요. 반면, 골반이 느슨해진 상태에서 신체적, 정신적 부담을 가하면 골반기저부가 그 상태로 굳어버리기 때문에 더 이상 골반이 조여지지 못하고, 벌어진 상태로 고정되어 살이 찌기 쉽습니다. 임신 중에는 뭔가 특별한 것에 신경 쓰거나 인위적으로 노력할 필요가 없습니다. 그저 '몸이 원하는 대로' 생활하면 골반의 움직임은 자연스레 좋아지고, 출산 후 느슨해진 골반이 부드럽게 수축하는 데도 도움이 되지요.

임신 기간에 꼭 지켜야 할 생활 수칙 등 수많은 임신 관련 정보들이 넘쳐나지만, 이러한 정보들로 신체의 변화나 감각을 제어하려 든다면 오히려 골반의 탄력을 떨어뜨릴 수 있습니다. 앞서 이야기한 바 있지만, 의도적으로 자신을 통제하고

자 하면 골반기저부가 수축됩니다. 수축 정도가 심해지면 골반기저부가 완전히 굳어서 그 후 몸에 이상이 생길 수 있죠. 임신은 골반이 벌어지는 크기뿐만 아니라 벌어지는 기간에서도 생리나 섹스 때와는 차이가 있습니다.

임신 중에는 수개월에 걸쳐 골반이 계속 벌어지는데, 연령이나 개개인의 체질에 따라 양상은 조금씩 다르게 나타납니다. 출산 전에는 '본능에 따라' 생활하고, 출산 후에는 골반이 제 기능을 수행할 때까지 충분히 쉬어야 합니다. 평소 수축 상태가 몸에 맞는 체질의 경우, 출산으로 벌어졌던 골반이 출산 전보다 더 수축됩니다. 조금 느슨한 상태에서 안정감을 느끼는 체질의 경우, 골반이 출산 후에도 계속 벌어져 있습니다.

출산 후 살이 찌는 사람이 많은 까닭은 벌어진 골반이 원상태로 돌아오지 않기 때문입니다. 특히 넓은 골반을 가진 사람은 출산이나 노화에 의해 골반이 벌어지기 쉽고요. 나이가 들면서 점점 살이 찌는 것은 순조롭게 세월의 파도를 넘고 있다는 증거이기도 합니다. 현대사회에서는 '날씬해야만 한다'는 강박관념을 지나치게 강요하는 경향이 있죠.

하지만 정체사인 제 입장에서는 골반이 느슨해져 살이 찌는 것을 무조건 나쁘게 보지는 않습니다. 통통한 체형으로 바뀐 뒤 기운이 좋아지고 편안해졌다고 말하는 사람도 꽤 많으니까요. 조금 늘어난 체중을 스스로 용인한다면 별 문제는 없으리라 생각합니다. 반면, 골반기저부의 긴장이 지나치게 높은 사람은 살이 찌기도 어렵고, 편안하게 이완하는 것도 어렵습니다. 골반이 느슨해질 기회(출산)가 왔을 때 제대로 쉬지 않으면 골반기저부만 수축되지요. 골반기저부가 수축된 상태로 굳으면 심신이 모두 불안정해져서 출산 후 몸 상태가 나빠질 가능성이 큽니다.

한편, 출산 후 자연스럽게 살이 빠지는 사람도 있습니다. 살이 빠져서 몸 컨디션이 좋아진 느낌이라면, 원래의 골반 상태로 돌아갔다는 증거이자 알맞게 수축되었다는 뜻이죠. 즉 하반신이 가벼워지고 컨디션이 안정되어 있다면, 몸이 바람직한 방향으로 리셋되었다고 볼 수 있습니다.

【골반을 조이는 간단한 방법 (아랫배에 힘 모으는 운동)】

1. 똑바로 누워서 두 팔로 양 무릎을 끌어안고 가슴 쪽으로 강하게 당긴다. 이때 발을 직각으로 세운 뒤, 발가락을 발바닥 쪽으로 구부려주면 골반이 더 잘 조여진다. 좀 불편하더라도 이 자세를 잠시 유지하면, 아랫배를 중심으로 호흡이 깊어진다. 이 자세로 5~10회 정도 호흡하여 아랫배를 따뜻하게 만든다.

2. 무릎을 끌어안은 팔의 힘을 천천히 풀면서 허리(배꼽 뒤쪽)를 바닥에 바짝 붙인다. 이때 허리가 바닥에서 뜨지 않게 주의하면서 아랫배의 감각에 집중한다. 무릎을 구부린 채 발뒤꿈치부터 천천히 바닥에 내려놓는다.

3. 발바닥 전체가 바닥에 닿으면 천천히 무릎을 편다.

※ 여러 번 반복하지 않아도 된다. 하루에 한 번으로 정하고 집중해서 실시하는 편이 효과적이다.

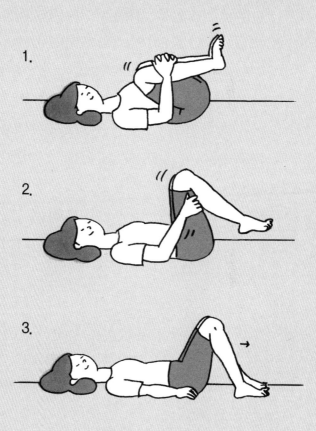

1.

2.

3.

Q13. 젖이 잘 나오지 않을 때는 어떡하죠? (26세)

A. 젖이 잘 나오지 않으면 아기가 초조해하며 힘들어하지요. 아기가 젖꼭지를 빠는 힘은 생각보다 강력합니다. 시험 삼아 손가락을 빨게 해보면 어른 못지않은 강한 흡인력을 확인할 수 있죠. 그 에너지는 아기에게 있어 살아가는 힘이자, 후두부를 조이고 골반을 수축시키는 집중력이기도 합니다. 필사적으로 젖을 빠는 행동은 아기의 집중력을 향상시키죠. 젖꼭지가 좀 아프더라도 가능한 한 젖을 먹이려고 노력해야 합니다. 젖은 먹일수록 더 잘 나오므로, 시간이 지나면 안정된 모유 수유가 가능해집니다.

- 젖이 잘 나오게 하는 마사지
- 가슴을 가볍게 감싸듯이 잡고 젖꼭지 방향으로 살짝 닿을락 말락 할 정도로 끌어당겼다가 천천히 손끝의 힘을 풀어준다. 손바닥이 가슴에서 약간 떨어진 정도가 알맞다.

- 가슴 안쪽에서부터 따뜻해진다. 좌우의 반응을 비교해보면, 젖이 잘 나오는 쪽이 쉽게 따뜻해진다. 이때 반응이 커질수록 손끝에 자꾸 힘이 들어가게 되므로, 가끔씩 손끝의 힘을 풀면 반응이 더 좋아진다.

- 마사지 시간이 길어지면 손끝의 힘이 잘 풀리지 않아 반응이 둔해지므로 2~3분 정도로 시간을 제한한다.

- 횟수를 늘린다고 해서 더 좋아지는 것은 아니다. 너무 열심히 해서 손에 힘이 많이 들어가면 오히려 잘 안 된다. 모유 수유 전에 잠깐 마사지한다는 느낌으로 실시하는 게 좋다.

Q14. 산후 우울증을 가볍게 넘길 방법이 있을까요? (34세)

A. 출산 전에 느슨해졌다가 출산 후 완전히 벌어진 골반은 시간을 두고 차분히 기다려야만 회복됩니다. 출산으로 '야생의 경지'에 다다른 후에는 힘이 빠지는 탈력기가 찾아오지요. 화려한 축제가 끝난 뒤 모든 힘을 소진시킨 듯한 느낌은 고요한

행복감이기도 하지만 산후 우울증을 부르는 원인이 되기도 합니다. 골반이 완전히 벌어지면 집중력이 사라지면서 무언가 제대로 하고 싶어도 몸이 말을 듣지 않죠. 특히 출산 전에 능력 있는 커리어 우먼이었던 산모라면 자신의 상태를 받아들이기 어려울 수 있고요.

골반이 느슨해진 시기에는 육아가 중노동이나 마찬가지입니다. 첫아이인 경우, 젖을 꼭 먹여야 한다는 강박관념에 사로잡혀 지나치게 애쓰거나, 누운 자세로 젖을 먹여도 되는데 굳이 일어나 앉아서 수유하느라 무리하게 몸을 움직이기도 합니다. 둘째, 셋째인 경우에는 이전보다 임기응변에 능해지긴 하지만 큰아이도 함께 돌봐야 해서 여전히 쉽지는 않지요.

인터넷 등을 통한 육아 정보도 산모에게는 큰 부담입니다. 요즘은 아이에게 해줘야 하는 것들이 정말 많죠. 과거에는 대가족 안에서 육아를 분담했지만, 핵가족인 지금은 외부의 도움이 필요합니다. 최소한 산후조리 기간만이라도 외부의 지원을 받아보세요. 출산 후 힘이 빠지는 것은 자연스러운 현상입니다. 무력해진 자신을 있는 그대로 받아들인다면 산후조리 기간도 기분 좋게 보낼 수 있어요. 어쩌면 새롭게 다시 태어나는 자신과 마주하게 될지도 모르고요.

Q15. 요실금에 대처하는 방법을 알려주세요. (35세)

A. 출산 후 요실금에 시달리는 사람들이 많습니다. 출산 후 얼마 동안은 아랫배에 힘(골반을 조이는 힘)을 주지 못하지만, 골반기저근에는 힘이 잘 들어갑니다. 그래서 이 시기에 무리를 하면 골반기저부에 부하가 걸릴 수 있죠. 즉 몸통을 지탱하는 아랫배(골반)를 골반기저근만으로 기능하게 만드는 상태가 되어버립니다. 애쓰고자 하는 마음도 골반기저부의 긴장을 높이고, 이것이 반복되면 골반기저근이 지쳐서 더 이상 수축과 이완을 할 수 없게 되지요.

근육은 '수축↔이완'의 왕복 운동이 가능해야 제대로 기능합니다. 배뇨를 조절하기 위해서는 골반기저근이 탄력 있게 자유자재로 수축하거나 이완할 필요가 있죠. 골반기저부

(회음부) 주변에 힘을 줘도 잘 수축되지 않는다면, 골반기저근이 지쳐서 굳었다는 뜻입니다. 이 상태로는 골반기저근을 아무리 단련시키려 해도 잘될 리 없죠. 수축이 되려면 우선 이완이 이루어져야 한다는 것을 염두에 두어야 합니다.

Q16. 출산 후 섹스 욕구가 안 생기면 비정상인가요? (33세)

A. 출산으로 인해 골반이 '해체'되거나 '재생'된다는 말은 몸과 마음의 기본 설정이 심도 있게 리셋된다는 뜻이고, 성욕이 전혀 생기지 않는다는 것은 성욕이 제로(0) 레벨로 리셋되었음을 의미합니다. 따라서 이때부터 재구축이 진행된다고 볼 수 있지요. 성욕은 식욕 이상으로 농도나 기호 면에서 개인차가 크며, 일생 동안의 변화도 큰 편입니다. 출산 후에는 이제까지 섹스에 대해 갖고 있던 확신이나 고정관념이 사라지고, 자신만의 '순수한 감각'에 한 걸음 더 다가갈 가능성이 있죠.

그러나 섹스에 혐오감이 생겨서 성욕이 없어진 거라면, 지금까지의 섹스관이 자신에게 맞지 않아서일 수도 있습니다.

만약 혐오감까지는 아니라고 한다면, 자신에게 있어 섹스란 과연 어떤 것인지 한번 깊이 탐구해보는 것도 인생의 묘미가 될 듯합니다. 어찌 되었든, 출산 후 얼마 동안은 몸과 마음이 재구성되는 '개발도상' 기간입니다. 이 시기를 자신에게 더 잘 맞는 성적 감각을 키우는 계기로 삼아도 좋을 것 같네요.

제5장

갱년기와
골반

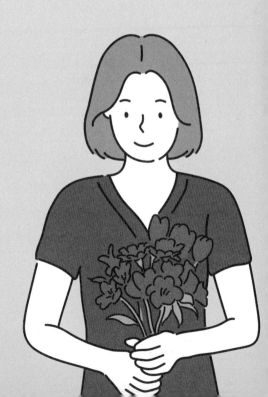

휴식기에 들어가는 골반

갱년기는 생리의 리듬을 잃어가는 과정이므로, 골반의 움직임도 크게 변화한다. 이 시기에 폐경을 포함해 몸이 재편성된다. 폐경 이후에 갱년기가 끝난다고 생각하는 사람이 많지만, 생리가 끝나는 것 자체는 갱년기를 지나는 하나의 통과 지점일 뿐, 그것으로 갱년기가 끝난 것은 아니다. 폐경 전부터 성호르몬이 감소하고, 폐경 후에도 그러한 현상은 계속된다. 또 이 시기 중에서도 특히 갱년기의 핵심이 되는 변화의 시기가 있다. 40대부터 50대에 걸친 기간 중 2년 정도는 골반이 매우 느슨해지면서 몸에 힘이 빠지는 휴식기에 들어간다.

갱년기는 개인차가 크고, 아주 다양한 양상을 보인다. 특히 몸 컨디션은 변화의 폭이 너무 커서 가늠할 수 없을 정도이며, 몸과 마음에 복잡하면서도 전면적인 변동이 일어난다. 변혁기 또는 변동기인 갱년기는 이전의 신체적 균형이 무너지면서 재구성되는 과정이기 때문에 아무래도 힘들 수밖에 없다. 이번 장에서는 골반의 움직임을 의식하면서 이 시기를 좀 더 쾌적하게 보낼 수 있는 방법을 소개하고자 한다.

갱년기의 흐름

갱년기의 중심이 되는 '탈력 재편기'는 약 2년간 진행되는데, 이때 골반은 출산 후보다는 작게, 생리 때보다는 약간 크게 벌어진 상태로 유지된다. 골반이 크게 벌어져 있는 기간은 출산 후보다 길며, 특히 처음 1년 동안은 에너지가 고갈되고 여러 가지 면에서 의욕도 사라진다. 약 반년에 걸쳐 골반은 최대한 느슨해지고, 탈력(힘 빠짐)이 해소되기까지 2년 정도 걸린다. 갱년기는 이 시기를 포함해 약 10년 정도 이어지며, 골반이 크게 벌어지기 전에 폐경이 오는 사람이 있는가 하면 골반이 크게 벌어진 후에 폐경이 오는 사람도 있다. 통계적으로 보았을 때 후자가 더 수월하게 '포스트 갱년기'로 이행하는 경향이 있다.

폐경이 되면 매달 주기적으로 발생했던 리듬(생리)은 사라지지만, 골반의 개폐(열리고 닫힘) 움직임은 지속된다. 다만 생리 기간에 비해 골반의 움직임은 불규칙한(어떤 의미에서는 자유로운) 경향을 보인다. 생리 자체를 제어할 수 없듯이, 갱년기에 동반되는 골반의 움직임 역시 마음대로 조절하긴 어렵다. 그러나 움직임을 부드럽게 만드는 것은 가능하다.

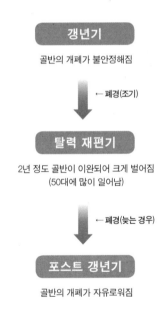

갱년기

골반의 개폐가 불안정해짐

← 폐경(조기)

탈력 재편기

2년 정도 골반이 이완되어 크게 벌어짐
(50대에 많이 일어남)

← 폐경(늦는 경우)

포스트 갱년기

골반의 개폐가 자유로워짐

갱년기 증상

    40대가 되면서 생리양이 줄어 생리가 가벼워졌다고 느끼는 사람이 있는가 하면, 반대로 생리대를 자주 갈아야 할 만큼 무거워지는 사람도 있다. 생리양이 너무 많아지면 빈혈이 발생하는 등의 문제가 생기지만, 출혈량이 많아져서 골반이 잘 이완되는 측면도 있다. 전반적으로 골반이 벌어지는 시기라고 생각하면 된다. 이완된 골반 때문에 다리 안쪽에 힘이 잘 들어가지 않게 되면, 하반신 근육의 균형이 무너지기 쉽다.

    갱년기 중에서도 특히 탈력기에는 하반신이 무거워지거나 무릎에 통증이 오기도 하고, 고관절탈구(외부적인 힘에 의해 고관절을 이루는 비구와 대퇴골두 사이의 접촉이 소실된 상태-옮긴이) 증상이 있는 사람은 탈구 현상이 심해지기도 한다. 대다수는 '핫 플래시Hot flash(에스트로겐의 감소로 안면홍조, 가슴 두근거림, 발한 등이 나타나는 현상-옮긴이)' 등의 성호르몬 문제를 겪는다. 갱년기적 변화는 갑상선 등의 내분비(호르몬)계, 면역계, 자율신경계와도 연동되어 몸의 조절 기능 전체가 '포스트 갱년기'를 향해 재구성되어 간다.

골반의 변화

골반이 벌어져 있는 시기(앞서 설명했듯이 폐경 시기와 반드시 일치하진 않음)에 이완이 잘 이루어지면 다시 수축할 수 있는 힘이 회복되긴 하지만, 확실히 이전과는 골반 상태가 다르다. 우리 몸이 일종의 에너지 절약 모드에 돌입했다고 생각하면 이해가 빠를 것이다. 자리에서 일어날 때마다 자신도 모르게 '영차', '에구구' 하는 소리가 절로 나온다면 골반이 느슨해졌다는 신호다. 여자의 몸은 폐경기 이후 필요 이상으로 골반이 수축되지 않도록 스스로 조절한다. 평소에는 벌어진 상태로 안정감 있게 지내다가 사람들 앞에 나서거나 어떤 일에 몰입하면, 골반이 수축되어 집중력을 발휘할 수 있는 상태가 된다.

골반이 최대치로 벌어지는 약 2년 동안은 기운이 없거나 의욕이 사라진다. 한편으론 매사에 관대해지고 고집도 약해지기 때문에 이전에 흥미가 없던 분야에 관심을 갖기도 한다. 골반이 수축되어 있을 때는 관심의 폭이 좁아지는데, 집중력은 있으나 사고의 범위가 한정되는 경향이 있다. 반면, 골반이 느슨해지면 집중력은 다소 떨어지지만 시야가 넓어져서 다양한 대상을 받아들이고 흡수할 수 있다.

골반이 벌어지는 기간을 미지의 대상을 향해 시선을 돌리는 기회로 활용해보면 어떨까. 새로운 분야에 뛰어든다면 이후 인생이 달라질 것이다. 자신에 대해 미처 깨닫지 못했던 부분을 발견할 수 있으니 '제2의 인생'이라 할 만하다. 또, 예전에 비해 쓸데없이 체력을 허비하지 않게 되고, 관심 있는 것과 없는 것을 쉽게 구별할 수 있다. 젊은 시절에는 남들과 같아야만 한다는 압박감이 강했지만, 갱년기 이후에는 여러 가지 속박과 제약으로부터 자유로워지는 기회가 찾아온다.

갱년기를 현명하게 보내려면

출산 후 힘이 빠지고 나서 행복감을 느끼는 사람이 있다. 임신 중에도 골반이 조금 느슨해지기 때문에 평온한 행복감에 젖어들기 쉽다. 평소 긴장감이 높은 사람일수록 탈력 상태에 몸을 온전히 맡겼을 때 낙차가 크게 느껴지고, 그만큼 심신이 편안하게 이완되는 것을 강하게 실감할 수 있다.

갱년기 역시 폐경과 탈력기를 무난하게 보내면, 호르몬 변화에 큰 영향을 받지 않고 기분이 안정된다. 폐경 이전보다 활력이 떨어지고 몸과 마음의 리듬이 깨졌다고 호소하는 사람도 있지만, 무리하게 회복하려고 애쓰기보다는 변화의 흐름을 편안하게 받아들이는 것이 좋다. 다만 50대에는 부모님의 간병이나 자녀의 독립과 같은 걱정거리가 발생하기 쉽다. 탈력기에는 그런 문제들이 큰 부담으로 작용하기 때문에 가족들이 서로 일을 분담하거나 간병인을 고용하는 등 가능한 한 무리하지 않아야 한다.

골반이 한껏 벌어지는 탈력기는 반드시 찾아올 봄을 기다리고 있다는 점에서 동물의 겨울잠과 비슷한 측면이 있다. 이 시기에는 무엇보다 아랫배가 차가워지지 않도록 주의하고, 일하는 동안 자주 휴식을 취해야 한다. 느긋하게 움직이면서 하루를 보내는 것이 가장 바람직하다. 골반이 벌어진 채로 유지되는 탈력기에 들어서면 몸의 변화에 자신을 맡기는 수밖에 없다. 본격적인 탈력기가 시작되기 전에 골반의 자연스러운 이완을 위해 몸 상태를 조절하는 것도 도움이 된다. 특히 '골반기저부의 긴장을 풀어주는 호흡법'(p95 참고)은 골반의 탄력을 높일 뿐 아니라 아랫배를 따뜻하게 하는 효과도 있어 추천할 만하다.

골반이 틀어지면 골반도 비뚤어진다

골반이 느슨해지면 얼굴의 긴장도 풀린다. 갱년기에는 누구나 얼굴 주름이나 피부 탄력 저하 등을 실감하게 되는데, 골반의 이완은 얼굴 근육에도 영향을 준다. 얼굴 표정과 골반의 움직임에 대해 좀 더 설명하자면 다음과 같다.

집중력과 의지로 골반을 긴장시키면 표정도 달라진다. 진지하거나 편안한 표정 등 얼굴 표정은 당연히 기분과 밀접한 관련이 있다. 그리고 이와 동시에 골반에서도 표정이 생겨난다. 즉 얼굴의 긴장과 이완은 골반의 긴장과 이완이기도 한 것이다. 골반도 얼굴 표정과 마찬가지로 찡그리기도 하고, 경직되기도 하며, 평온해지기도 하면서 끊임없이 움직인다.

우리는 무표정하거나 얼굴이 경직된 사람을 보면 생기를 느낄 수 없다. 이목구비가 잘 정돈된, 흔히 '미인'으로 여겨지는 사람은 대부분 좌우대칭형의 얼굴을 가지고 있다. 하지만 균형을 이룬 얼굴도 표정이 없으면 차가운 인상을 주어 쉽게 다가가기 어려운 사람으로 비쳐진다. 같은 얼굴이라도 다양한 표정을 가진 사람이 훨씬 더 매력적이다. 예를 들면 여배우인 오타케 시노부大竹しのぶ는 결코 미인형이라고는 할 수 없지

만, 풍부한 표정으로 감정을 표현하기 때문에 보는 사람으로 하여금 친근감을 준다. 게다가 뛰어난 집중력으로 연기에 몰입하면서 어떤 미녀 배우보다 '사랑에 빠진 여주인공의 표정'을 훌륭하게 만들어낸다. 시청자들이 그녀의 연기를 보면서 쉽게 공감하는 이유도 그녀의 다양한 표정 덕분이다. 가수도 마찬가지다. 대부분의 가수는 노래하는 동안 아랫배와 골반의 집중도가 높아지기 때문에 얼굴이 좌우대칭을 이루게 된다. 그래서 노래를 하지 않을 때보다 무대에 섰을 때 훨씬 더 아름다워 보인다.

이처럼 얼굴 표정이 풀어지거나 긴장해서 좌우대칭이 될 때는 그 배경에 반드시 골반의 움직임이 자리하고 있다. 겉으로는 가지런하게 정돈된 형태를 띠고 있을지라도, 굳어진 채 움직이지 않으면 언젠가는 균형을 잃고 어떤 '증상'으로서 나타난다. 예를 들면 얼굴이나 머리를 세게 맞아 충격으로 굳은 경우, 정작 강하게 맞은 자리는 단단하게 수축되어 뒤틀림이 발생하지 않는다. 이때 머리 주변의 긴장을 풀어주면 직접 충격을 받은 부위가 아닌, 느슨해지기 쉬운 다른 부위에서 뒤틀리는 현상이 나타난다. 정체를 통해 뒤틀린 부위를 바로잡으면 머리 전체의 긴장감이 해소되면서 저절로 제자리로 돌아온다.

정체 등의 적극적인 방법을 활용하지 않더라도 우리 몸은 시간이 지나면서 스스로 틀어졌다 풀어지기를 반복하며 균형을 회복한다. 좀 더 적극적인 관점에서 보면, 균형을 잃으면서 전체적으로 긴장이 풀리는 시기야말로 몸과 마음을 리셋하고 재충전할 수 있는 기회다. 실패를 겪거나 중병을 앓은 뒤 새로운 인생에 눈뜨는 사람이 적지 않다. 마찬가지로, 골반이 느슨해진 시기를 제대로 보낸다면 심신이 충만해지는 노년기를 맞이할 수 있을 것이다.

리셋과 재생이 이루어지는 갱년기

정신적, 물리적 충격으로 몸이 경직되면 생리가 멈추기도 한다. 교통사고 등으로 몸에 강한 충격이 가해지면, 사고 직후에는 통증을 느끼지 못하다가 어느 정도 시간이 흐른 후 긴장이 풀리면서 여기저기 아프기 시작한다. 큰 충격 때문에 온몸이 굳어서 무감각해진 탓이다. 경직된 상태가 서서히 풀리면 그 과정에서 종종 '틀어짐'이 나타나거나 통증이 심해지기도 한다.

틀어짐이 일어나는 까닭은 전신의 긴장이 균등하게 풀리지 않기 때문이다. 우리 몸의 각 부위는 시차를 두고 움직인다. 즉, 굳어진 곳과 풀어진 곳의 정도 차이가 틀어짐 혹은 의외의 증상(통증이나 알레르기 반응 등)으로 나타나는 것이다. 2011년 3.11 동일본 대지진 후 도쿄로 이주해온 어떤 환자는 재해 당시 꽃가루 알레르기 증상이 없어졌다가, 5월쯤(알레르기 증상이 가라앉아야 하는 시기임에도 불구하고)에 다시 재발했다.

몸 전체가 휴식을 통해 재충전할 수 있는 회복 단계는 반드시 필요하고, 이때 틀어짐 등의 증상이 나타나기 쉽다. 감기나 설사에 걸렸을 때나 허리를 삐끗했을 때를 떠올려보자. 누구나 한 번쯤은 감기에 걸렸다 회복한 후에 몸이 개운해진 경험이 있을 것이다. 허리를 다쳤을 때도 아파서 움직일 수 없었던 기간을 잘 견디면 이전보다 몸이 유연해지기도 한다. 다시 말해 충격이 큰 만큼 이완도 충분히 이루어지기 때문에 우리 몸이 더욱 심도 있게 리셋될 가능성이 있다.

일반적으로 여성의 몸은 60대에 들어서면서 가장 안정된 상태를 보인다. 안정된 상태라는 말은 휴식이 필요할 때 골반이 느슨해지고, 집중력이 필요한 순간에는 수축한다는 뜻이다. 만약 골반이 굳어져 자유롭게 움직이지 못하면, 골반기저 부가 제대로 이완되지 못해 골반 윗부분만 갑자기 벌어져 전체적인 균형이 무너진다.

60대가 되어 몸의 균형이 안정되게 자리 잡기 전인 40~50대 쯤에는 모든 에너지가 소진되면서 기운을 잃어버리는 시기가 반드시 찾아온다. 그 시기는 갱년기라는 형태를 띨 수도 있고, 가까운 사람을 잃는 등의 심리적 충격이나 중병을 앓는 형태로 나타날 수도 있다. 이처럼 큰 상실기 또는 탈력기를 골반의 자유를 몸에 익히는 기회로 삼아보면 어떨까. 그저 편안한 마음으로 2년 정도 기다리다 보면, 골반이 필요에 따라 수축과 이완을 하며 자유자재로 움직이게 될 것이다.

남자는 퇴직이라는 환경적 요인에 의해 변화를 맞이하는 경우가 많지만, 여자는 단순히 조직 생활이나 일을 그만두었다는 이유로 탈력기가 찾아오지는 않는다. 여자의 골반은 어디까지나 스스로의 에너지에 의해 달라지기 때문이다. 그만큼 여자의 골반은 저력이 있으며, 내가 지금까지 접했던 수많은 중장년층 여성들을 통해서도 그 힘을 느낄 수 있었다.

Q&A
갱년기와 골반에 대해 알아보자

Q1. 폐경하면 골반은 어떤 상태가 되나요? (44세)

A. 질문한 분의 나이를 고려했을 때, 골반이 크게 느슨해지는 시기가 시작되었다고 생각해도 무방합니다. 폐경 직후에는 '생리'라는 눈에 보이는 현상이 사라졌을 뿐이며, 정확하진 않지만 골반은 폐경 후에도 주기적으로 수축과 이완을 반복합니다. 이 시기가 지나면 일정 기간 동안 골반은 벌어진 상태로 머물렀다가 서서히 신체적, 정서적 변화를 보이죠(단, 개인차가 크므로 폐경 전에 골반이 느슨해지는 시기를 겪을 가능성도 존재함).

변화는 어느 날 갑자기 자각할 수 있는 것이 아닙니다. 의욕이 없고, 건망증이 심해지고, 자기도 모르게 멍하니 있게 되고, 산만해져서 집중이 안 되는 등의 일들이 점차 쌓이면서 서서히 자각하게 되지요. 골반이 느슨해진 상태로 유지되는 탈력기에는 에너지가 많지 않기 때문에 큰 실수를 범하지는 않습니다.

예를 들어 운전할 때도 차가 여기저기 긁히는 정도일 뿐 대형 사고는 좀처럼 일어나지 않죠. 인간관계 역시 평화로워지고요. 개인차는 있지만 6개월의 탈력기를 가진 사람은 1년 반에서 2년 정도에 걸쳐 서서히 활력을 되찾습니다. 이때 '되찾는다'는 표현은 이전 상태로 돌아온다기보다는 심신이 리셋되어 인생이 새로운 단계에 접어든다는 것을 의미합니다. 사람에 따라서는 지금까지 미처 드러나지 않았던 체질이나 심리적인 요소가 두드러지면서 성격이 완전히 바뀌기도 하고 남다른 취미에 몰두하게 되기도 하죠. 이렇게 충분히 벌어졌던 골반은 조만간 '부활'합니다.

즉 새롭게 균형을 맞추는 시기가 오는 것이죠. 이때 골반은 수축하는 힘을 되찾긴 하지만, 이전보다는 쉽게 이완됩니다. 자동차로 말하면 아이들링스톱(Idling Stop: 정차 시 엔진이 잠시 꺼지는 시스템)과 비슷하다고나 할까요. 필요 없을 때는 자동으로 이완되어 쉬는 시간이 늘어나죠. 폐경 후에는 신진대사가 저하되면서 골반 주변에 지방이 붙기 쉬워집니다. 그래서 지금까지 잘 입었던 옷들이 갑자기 맞지 않는다고 하소연하는 사람들이 많아지죠. 대신 추위를 잘 타지 않고 기력이 좋아진다는 장점도 있으니 너무 우울해하거나 위축될 필요는 없습니다.

Q2. 갱년기에 살이 찌면 다이어트도 효과가 없나요? (46세)

A. 골반이 넓어지면 살이 찌는데, 그러한 현상은 연령대를 불문하고 공통적으로 나타나죠. 하지만 갱년기, 그중에서도 탈력기에는 신진대사가 더욱 느려집니다. 몸의 절반 정도가 동면기에 들어가는 시기라서, 단순히 다이어트만으로는 좀처럼 효과를 보기 어렵죠. 골반이 느슨해지면 몸이 쉽게 차가워지므로, 배를 따뜻하게 해서 골반의 탄력이 유지되도록 하는 것이 중요합니다. 배가 따뜻해지면 과식할 가능성도 현저하게 줄어들고요. 반대로, 배가 차가운 경우에는 누구나 과식의 유혹을 떨쳐버리기 어렵습니다.

예를 들어, 식욕이 돋기 쉬운 가을은 배가 차가워지는 시기라고도 할 수 있죠. 배가 차가워지면 위장의 움직임이 둔해져서 포만감을 느끼기 어려워지고, 쉴 새 없이 음식을 섭취하게 됩니다. 반대로 배가 따뜻하면 위장의 움직임이 활발해지면서 포만감을 느끼고 과식하는 일도 줄지요. 다만, 골반 주변의 군살만큼은 아랫배의 보온을 위해 어느 정도 필요합니다. 실제로

체온 유지 효과도 있고요. 아랫배가 차가워지는 것을 막는 효과가 있기 때문에 마른 체형이라도 이 부위에는 쉽게 살이 찌죠. 실제로 아랫배에 살집이 붙은 뒤 냉증이 좋아지는 경우도 꽤 많습니다.

Q3. 갱년기장애와 우울증이 함께 와서 너무 힘들어요. (49세)

A. 갱년기 우울증은 급격하게 변하는 호르몬의 흐름으로 인한 감정의 부조화, 그리고 골반의 이완과 탈력으로 인한 심신의 무력감, 이 두 가지를 주요 원인으로 생각해볼 수 있습니다. 호르몬 분비가 완만한 속도로 감소한다면 누구나 별다른 문제 없이 이 시기를 겪겠지만, 호르몬은 불규칙하게 움직이기 때문에 자율신경이 불안정해지기 쉽습니다. 그 결과 갑작스럽게 불안해지거나 우울해지는 것이죠. 의욕에 넘치고 에너지가 샘솟았다가 갑자기 확 가라앉기도 하고, 두통이나 무릎 통증 등 신체적인 증상이 돌연 나타나기도 합니다. 호기심이 강하고 무슨 일이든 적극적으로 몰두하는 등, 강한 집중력을 가진 사람일수록 갱

넌기 전후 차이를 뚜렷하게 느끼는 경향이 있죠. 스스로도 변화에 놀라 자신을 이해하기 어렵다고 말하는 사람도 있고요.

당장은 힘들겠지만, 이러한 현상이 장시간 지속되는 것은 아니니 너무 걱정할 필요는 없습니다. 골반이 느슨해져서 집중력을 발휘할 수 없을 때는, 무리하지 말고 자기 자신을 있는 그대로 받아들이세요. 그러면 평온하고 안정된 세계가 펼쳐질 겁니다. 지금까지 관심이 없었거나 지루하게 생각했던 일에서 재미를 발견하기도 하고, 용서할 수 없었던 일, 거절했던 일을 새로운 관점으로 바라보게도 되고, 사람에 대한 관용과 이해의 폭도 넓어지죠.

집중력이 다소 떨어질 수는 있지만, 그만큼 집착이나 고집으로부터 자유로워집니다. 탈력기는 인간관계가 원만해지면서 충돌이 줄어들고, 취미의 범위가 넓어지는 기회가 될 수 있죠. 오랫동안 연락이 없었던 사람과 재회하는 일도 많아집니다. 어떤 증상을 겪고 있든 2년 정도는 기다려보세요. 번데기가 나비로 변신할 타이밍을 기다리듯, 현재의 어려움이 일시에 전환되면서 새로운 자신과 만나게 될 것입니다.

Q4. 나이 들면서 잠이 점점 얕아져요. (45세)

A. 조만간 숙면을 취할 수 있는 시기가 오기 때문에 지나치게 걱정할 필요는 없습니다. 단, 체질에 따라 몸이 필요로 하는 수면 시간이 다를 수 있고, 잠자리 환경에 의해서도 수면의 형태는 사람마다 큰 차이를 보입니다. 젊을 때는 수면 시간이 짧았다 길어졌다 그때그때 달라지지만, 나이가 들면 얕은 잠을 길게 자는 타입과 수면 시간이 짧은 타입으로 분명하게 나뉩니다. 수면 방법에서도 저마다 개성이 뚜렷해지고요.

좁은 골반을 가진 사람은 몸을 둥글게 웅크린 채 자고, 짧은 수면에도 컨디션을 유지하는 쇼트 슬리퍼short sleeper입니다. 반면, 팔을 위로 올리고 잠을 자거나 꿈을 잘 꾸는 사람은 잠자는 것 자체를 즐기는 롱 슬리퍼long sleeper라고 할 수 있죠. 나이가 들면서 잠이 얕아지는 것은 자연스러운 일입니다. 젊어서 체력이 좋을 때는 수면의 양과 질 모두 중요하지만, 갱년기에는 집중력, 각성력을 길게 유지하기 힘들어지면서 잠도 얕아지니까요.

특히 누가 업어 가도 모를 만큼 깊은 잠을 자는 게 '보통'이었던, 좁은 골반을 가진 사람에겐 이러한 변화가 거의 충격에 가까울지도 모릅니다. 그래서 자고 일어나면 한숨도 못 잤다고 하소연하죠. 본래 짧은 시간에 숙면을 취하던 사람이 수면의 양을 보충하려고 장시간 잠을 자면 오히려 얕은 잠을 자게 되는 악순환에 빠지기 쉽습니다. 좁은 골반을 가진 사람은 처음 3시간을 푹 잘 수 있다면 별 문제가 없죠. 매일 7, 8시간 잠을 자야 건강하다는 일반적인 기준은 무시해도 됩니다.

오히려 잠을 오래 자면 더 피곤해질 수 있는데, 만약 자고 일어났을 때 허리가 아프거나 불쾌한 느낌이 든다면 자신의 수면 시간을 조절할 필요가 있습니다. 자는 걸 좋아하는 롱 슬리퍼의 경우에는 본래 얕은 잠을 자기 때문에 잠을 잘 못 자는 것에 익숙해져 있습니다. 롱 슬리퍼는 침실이 아닌 장소에서 잠깐잠깐 조는 것만으로도 수면을 보충할 수 있죠. 앉은 상태나 책상에 엎드린 상태, 혹은 다리를 테이블 위에 올린 상태로 자면, 누워서 잘 때보다 가슴이나 머리의 피로를 푸는 데 효과적입니다.

이렇게 해서 몸이 편안해지고 호흡이 깊어지면, 결과적으로 누워서 잘 때의 수면의 질도 덩달아 좋아지죠. 단단한 바닥이 기분 좋게 느껴진다면 굳이 침대를 고집할 필요도 없습니다. 자는 자세에 따라서 단단함의 알맞은 정도가 달라질 수 있지만, 기본적으로 자신에게 편한 것이면 그것으로 충분하죠. 수면 시간이 짧아졌다면 짧게 자면 됩니다. 그래야 푹 자게 되고, 수면과 각성의 리듬도 좋아집니다.

밤에 몇 번이고 깼다가 낮에 계속 조는 경우도 생길 수 있죠. 자고 싶을 때 자고, 일어나고 싶을 때 일어나면 됩니다. 기준은 없으니까요. 젊을 때는 누구나 깊게 오래 잘 수 있고, 밤샘 작업도 거뜬하게 해내죠. 하지만 나이가 들면서 곯아떨어지는 일은 점점 사라집니다. 수면의 양과 질이 떨어져도 별 문제 없이 지낼 수 있는 한편, 밤을 꼴딱 새우는 일은 힘들어집니다.

Q5. 건망증을 극복할 방법이 있을까요? (45세)

A. 골반이 크게 벌어지는 탈력기에는 건망증이 생길 수 있는데, 원래 집중력과 기억력이 좋은 사람일수록 이전과의 격차에 놀라거나 괴로워합니다. 마음이나 의욕은 그대로인데, 점점 할 수 없는 것들이 늘어나죠. 그런 자신을 받아들이지 못하면 기분이 가라앉거나 우울해지고요. 정도의 차이가 있을 뿐, 탈력기는 누구에게나 찾아오기 때문에 자연스러운 변화로 받아들이는 것이 좋습니다.

골반의 폭이 넓은 사람은 본래 잊어버리는 데 탁월한(?) 능력을 보입니다. 괴롭거나 잊고 싶은 게 있으면 정말로 잊어버리기 때문에, 회복이 빠르고 낙천적으로 살 수 있죠. 이들의 건망증은 탈력기에 들어서면서 더욱 가속화되는데, 어딘가에 물건을 넣고 돌아서는 순간, 그곳에 물건이 있다는 사실을 까맣게 잊기도 합니다. 탈력기 이후에는 중요도가 낮은 일에 그러한 경향을 보이고요.

반면 골반이 좁은 사람은 무엇이든 어제 일처럼 생생하게 기억하기 때문에 잊고 싶은 게 있어도 잊지를 못합니다. 용서도 못 하고, 후회도 깊어서 매사를 질질 끄는 편이죠. 실패나 후회를 두려워해서 의심도 많고요. 이런 사람에게 탈력기는 수많은 불쾌한 기억들을 지우고 삶을 새롭게 리셋할 수 있는 기회입니다. 그동안은 좁은 범위에 관심을 집중해왔지만, 탈력기를 출발점으로 관심의 방향을 조금 달리하는 것만으로도 시야가 꽤 트이고 기분도 밝아질 수 있습니다.

Q6. 현기증을 가라앉히고 싶어요. (45세)

A. 갱년기의 현기증은 평형기관 자체의 문제라기보다는 자세를 잡아주는 아랫배의 힘이 빠지면서 나타나는 경우가 많습니다. 아랫배의 힘이 빠진다는 의미는 골반이 벌어진다는 뜻일뿐만 아니라, 장골(엉덩뼈)에 붙어 있는 근육인 장골근의 힘도 빠진다는 뜻이죠. 이때 좌우의 장골은 움직임이 둔해지면서 뒤로 기울어집니다.

우리 몸은 좌우 양쪽에 있는 장골을 부드럽게 번갈아 움직이

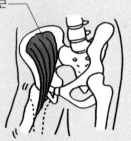
장골근

며 균형을 잡는데, 장골의 움직임이 둔해지면 장골의 움직임과 연동하는 요추 2번(몸통을 좌우로 움직일 때 균형을 잡는 축)이 굳어지기 쉽습니다. 그리고 덩달아 경추 4번(고개를 좌우로 움직일 때의 축, 평형감각의 축)도 쉽게 굳어지죠.

동일본 대지진에서 좌우로 흔들리는 충격 때문에 요추 2번과 경추 4번이 굳은 사람들을 많이 보았습니다. 서로 연동되어 있는 장골과 요추 2번이 굳어지면 자세가 불안정해져서 평균대 위에 올라선 듯한 긴장 상태에 놓이죠. 결과적으로 발이 불안정해지면서 걸음걸이도 어색해집니다. 평평한 곳을 걷다가 발부리에 걸리거나 넘어지는 일이 생긴다면, 장골근의 힘이 빠져서 장골이 뒤로 기울었다고 보면 됩니다.

게다가 평형감각의 축인 경추 4번의 움직임까지 둔해질 경우, 조금만 움직이거나 자세를 바꿔도 현기증이 나기 쉽죠. 걷는 게 불편해지거나 걸을 때 붕 뜨는 느낌이 들 수도 있습니다.

【경추 4번을 부드럽게 풀어주는 정체법】

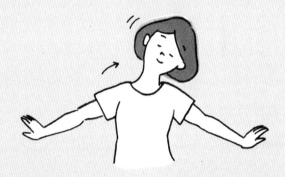

1. 손목을 위로 꺾은 뒤, 팔을 비스듬히 아래쪽으로 벌린다.

2. 목을 옆으로 많이 기울여, 더 이상 기울일 수 없는 지점에서 한 번 호흡한다. 이때 목을 기울인 방향의 반대쪽 팔은 땅겨서 조금 아플 수 있다.

3. 호흡을 3회 이상 천천히 하면서 목이 제자리로 돌아오게 한다. 반대쪽도 똑같이 실시한다.

※ 현기증과 깊은 관련이 있는 경추 4번을 부드럽게 해주는 방법이다. 목을 자연스럽게 좌우로 기울이면, 경추 3번과 4번 사이(현기증과 관련됨)가, 목을 앞으로 기울이면 경추 4번과 5번 사이(이명과 관련됨)가 부드러워진다. 가끔 목을 옆으로 기울이는 것만으로도 긴장을 완화하는 효과가 있으므로 평소에도 실시해보자.

Q7. 약에 의존하지 않고 땀과다증, 헐떡임, 피가 머리로 몰리는 증상을 완화시킬 수 있을까요? (50세)

A. 원래는 아랫배가 에너지의 중심이 되어야 하는데, 아랫배에서 힘이 빠져나가면 가슴이나 목에 지나치게 힘이 들어가서 땀과다증, 헐떡임, 피가 머리로 몰리는 증상 등이 나타나기 쉽죠. 골반이 느슨해지고 아랫배가 차가워지면, 반대로 가슴 위쪽은 딱딱하게 굳으면서 열이 몰립니다. 이럴 때는 발을 되도록 따뜻하게 해주세요.

【혈해혈에 손 올려놓기】

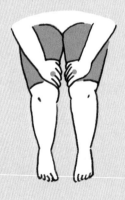

가슴이나 머리에 열이 너무 몰리면 숨 막힐 듯 더워져서 냉방에 자꾸 의지하게 되고, 발과 아랫배는 차가워집니다. 반대로, 발이 따뜻해지면 아랫배도 따뜻해져서 상반신의 열이 식을 가능성이 높죠. 족욕도 좋고, 목욕하기 전에 '아랫배를 따뜻하게 하는 복사

뼈 정체법(p87 참고)'을 실시해도 좋습니다.

앞서 소개했던 '혈해혈 풀어주기(p89 참고)'처럼, 무릎 위의 넓적다리 안쪽 혈해혈 부위에 손을 올려놓기만 해도 아랫배가 따뜻해집니다. 이 방법은 앉은 자세에서 손쉽게 할 수 있으며, 특히 화장실 변기에 앉아서 하면 효과가 좋습니다. 기분을 차분하게 만들고 호흡을 가다듬는 효과도 있습니다.

Q8. 성적 매력이 점점 사라지는 게 너무 서글프네요. 제가 비정상인가요? (45세)

A. 사람에 따라서는 자신이 더 이상 성욕의 대상이 아닌 것에 안도하기도 합니다. 개인차가 큰 부분이고, 어느 쪽도 비정상이라고 말할 수 없죠. 단, 자신의 모든 것이 부정되는 듯한 느낌에 사로잡힌다면, 타인의 평가를 지나치게 의식하고 있는지도 모릅니다. 외부의 시선을 과도하게 의식한다는 것은 골반기저부가 굳어졌다는 의미도 되지요. 자신이 원하는 대로 모든 것을 컨트롤하려고 들면, 골반기저부가 굳어서 잘 이완되지 못합

니다. 충족감은 골반이 기분 좋게 이완되는 과정에서 생겨나므로, 그러한 과정 없이 만족감이나 자신감을 얻기는 힘들죠. 사람들의 평가에 과민해지면 쉽게 휘둘릴 수도 있고요.

자신의 좋은 기분이나 만족감이 어디서 생겨나는지 잘 생각해볼 필요가 있습니다. 어떤 사람은 안티에이징에 열을 올리고, 또 어떤 사람은 날씬한 몸매를 위해 무리한 다이어트에 돌입하죠. 그런데 사실 남자들이 마른 여성을 선호하느냐 하면 그렇지도 않습니다. 과반수의 남자들은 조금 통통한 체형이 좋다고 느끼죠. 요즘 사람들은 '젊고 날씬해야 한다'는 현대사회의 주술에 걸려 나이 드는 것을 반드시 피해야 할 재앙처럼 여기는 경향이 있습니다. 나이가 들어도 스스로 행복감을 느끼면 그걸로 충분합니다.

제가 자란 곳은 성적인 이야기도 비교적 거리낌 없이 하는 분위기의 서민 동네였는데, 그곳에서 어떤 40대 여성이 70대 할머니에게 아직도 섹스를 하느냐고 묻는 것을 본 적이 있습니다. 할머니는 얼굴을 붉히며 "한 달에 한 번은 하지"라고 대답

했고, 그분의 표정이 무척이나 귀여웠던 기억이 나네요. 당시 20대였던 저는 '저 나이에도 섹스를!' 하며 적잖이 놀랐지만, 지금은 나이 든 여성에겐 또 다른 매력이 있다고 생각합니다.

나이 들어서 하는 섹스가 젊을 때 하는 섹스와는 다른 즐거움이나 좋은 기분을 느끼게 할 수 있다는 점을 이해하게 되었고요. 젊든 나이가 들었든 그 나이만이 갖는 장점이 있습니다. 그러니 지금의 나이에 누릴 수 있는 것을 충분히 즐기면 좋을 것 같네요. 실제로 이성에게 어필하는지 여부도 자신의 판단과는 다를 수 있습니다. 많은 사람들에게 인기 있는 건 분명 기분 좋은 경험일 테지만, 중요한 것은 자신이 좋아하는 사람에게 어필하는 일이겠죠.

골반의 수축과 이완이 계속 반복되는 인생의 큰 주기 속에서, 골반의 수축 운동이 활발한 시기를 '전성기'라고 부를 수 있습니다. 그런데 이 전성기를 인생의 어느 시기에 맞이할지는 사람에 따라 다릅니다. 50대에 전성기가 시작될 수도 있고, 70대가 되어서야 맞이할 수도 있으니까요. 하강기 다음에는 반드시 상승기도 찾아옵니다.

갱년기나 노부모 간병의 시기를 잘 넘기고 나면, 50대, 60대, 더 나아가서는 70대에도 자연스럽게 근육이 붙는 경우가 많습니다. 특별히 근육을 단련시키지 않아도 말이죠. 우선 장딴지부터 허벅지, 골반 주변(엉덩이), 배와 등, 어깨, 그리고 마지막으로 목에도 근육이 붙어 탄력이 생기죠. 얼굴 근육도 팽팽해지고 표정에서 빛이 납니다. 근육이 처음 붙기 시작할 때는 터질 듯 팽팽하지만 점점 부드러워지죠. 무리하게 단련해서 만들어진 근육이 아니기 때문에 특별히 계속 단련시키지 않아도 유지가 되며 피로감도 덜합니다. 오히려 젊을 때보다 몸과 마음이 더 안정되고 활력을 느끼죠. 저는 이런 흐름을 탄 '젊음'이 좋다고 생각합니다.

Q9. 요통을 낫게 할 방법을 알려주세요. (43세)

A. 요통에는 여러 패턴이 있지만, 골반의 수축과 이완이 순조롭게 반복되면 통증은 어느 정도 가라앉습니다. 아직 생리를

하고 있다면 생리가 시작되기 며칠 전부터 '다리를 옆으로 올리는 스트레칭(p66 참고)'을 실시하고, 생리 3, 4일째에 되도록 무리하지 마세요. 그러면 골반에 탄력이 생겨 요통이 한결 나아집니다. 생리와 상관없이, 잠들기 전에 '다리를 옆으로 올리는 스트레칭'을 습관화하면 그것만으로도 허리 통증을 개선시킬 수 있죠. 또한 '포스트 갱년기'에 다리와 허리의 근력을 유지하는 데도 도움이 되고요. 갱년기의 핵심인, 골반이 느슨해지는 시기에는 느긋하게 쉬면서 지내야 골반의 움직임이 부드러워져서 요통이 가라앉습니다. 반대로, 이 시기에 무리를 하면 증상이 악화되지요.

Q10. 오십견을 빨리 고칠 방법은 없을까요? (52세)

A. 빠르게 좋아지는 방법은 없습니다. 급한 마음에 여러 가지 치료법을 시도하다가 통증이 악화되는 경우가 많죠. 사십견이든 오십견이든 그 자체가 신체 변화의 일환이라고 생각하세요. 어깨 관절은 흉추 2번에 탄력이 있으면 부드럽게 움직입니다.

반면 흉추 2번이 탄력을 잃으면 오십견에 걸리기 쉽죠. 어깨 관절의 근육 중에서도 특히 삼각근의 뒤쪽에 힘이 들어가지 못하고 앞쪽에만 부하가 걸리면, 앞뒤 균형이 무너져 통증이 생기기 쉽습니다.

무리하게 움직이지 말고 경과를 지켜보는 것이 기본입니다. 언젠가는 흉추 2번의 탄력이 회복되고 어깨 관절 주변의 근육도 서서히 균형을 회복합니다. 흉추 2번은 골반의 개폐 움직임을 담당하는 요추 4번과 연동하지요. 인간이 만약 네 발로 걷는다면 무게를 지탱하는 부분이 앞뒤로 나뉠 것이고, 이때 흉추 2번은 앞다리에 실리는 무게를, 요추 4번은 뒷다리에 실리는 무게를 지탱하겠죠.

나무 위의 원숭이나 코알라처럼 양팔, 양다리로 무언가에 매달리는 듯한 자세에서도 흉추 2번과 요추 4번이 힘의 중심이 됩니다. 이 부분이 힘을 잃으면, 물리적으로 매달리는 힘뿐만 아니라 심리적으로 매달리는 힘(집착심)도 약해지죠. 지금까지 매달려왔던 것에서 한 걸음 떨어져 거리를 두는 시기로 볼 수도 있고요.

전환점이라 생각하면 오십견도 꼭 나쁜 것만은 아닙니다. 회복되기까지 약 6개월 혹은 1년 이상 걸리는 경우도 있지만 결국엔 나아지죠. 골반과 연동하여 움직이는 어깨뼈가 재편되는 과정(수축 ↔ 이완 움직임의 재편)이라고 생각해주세요. 어쩌면 그동안 얽매였던 것에서 자유로워질지도 모릅니다.

Q11. 목이 돌아가지 않을 정도로 어깨 결림이 심해요. (46세)

A. 어깨뼈와 목 사이에 있는 좌우 양쪽 근육의 긴장도 차이가 많이 날수록 어깨 결림이 발생하기 쉽습니다. 이와 동시에 골반도 좌우 차이가 커지죠. 반대로, 골반의 좌우 차이가 어깨뼈에 그대로 반영된다고도 말할 수 있고요. 기본적으로, 어깨와 허리가 동시에 결리거나 아픈 증상을 보이는 사람은 없습니다. 어깨 아니면 허리 둘 중 하나죠. 여자는 주로 어깨, 남자는 허리 통증을 호소하는 경우가 많고요.

골반이 기울어진 모양에 따라서도 어깨 결림의 증상이 달라집니다. 골반의 좌우 장골이 뒤로 기울어져 한쪽만 벌어진 경우엔 어깨 위쪽이 당기는 느낌이 들어서 그 부분을 두드리고 싶어지죠. 장골의 한쪽만 뒤로 기울어지고(왼쪽일 때가 많음) 오른쪽이 벌어지는 경우엔, 왼쪽 어깨뼈부터 목에 걸쳐 뻐근한 증상이 나타나고요. 심한 경우 두통까지 생깁니다.

특히 골반이 벌어지기 쉬운 탈력기에 무리하게 활동하면, 골반과 어깨뼈의 수축력이 약해집니다. 그나마 수축이 좀 더 잘되는 왼쪽만 수축되어 좌우 차이가 커지고, 그로 인해 결림이나 통증이 생기죠. 목의 뒤쪽부터 어깨뼈에 걸친 결림이나 뻣뻣한 느낌은 대부분 왼쪽이 더 심하고, 어깨 윗부분의 결림은 오른쪽이 더 심한 경우가 많습니다. 평소 어깨 결림 때문에 괴로운 사람이라면 장골의 앞뒤 움직임(+요추 2번)의 탄력을 높이는 '요추 2번의 피로를 풀어주는 운동(p197 참고)'과 골반의 개폐운동(+요추 4번)에 탄력을 주기 위한 '골반의 탄력을 회복시키는 방법(p56)'을 시도해보세요.

【요추 2번의 피로를 풀어주는 운동】

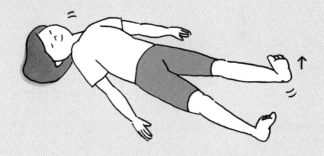

1. 똑바로 누워 고개를 오른쪽으로 기울인 다음, 다리를 한 번에 하나씩 10센티 정도 위로 올려 좌우의 무게를 비교해본다.

2. 가벼운 쪽의 다리를 10센티 정도 들어 올렸다가 툭 떨어뜨린다. 잠시 그 상태로 쉬면서 수차례 호흡한다. 호흡이 자연스럽게 깊어지면서 긴장이 풀린다.

3. 고개를 왼쪽으로 기울인 다음, 같은 동작을 반복한다.

Q12. 척추관 협착증으로 다리가 저립니다. (51세)

A. 골반이 벌어질 때 좌우 골반 벌어짐의 차가 커지면 좌골신경통이 생길 수도 있고, 다리 안쪽 또는 엉덩이와 뒤꿈치 사이가 저리거나 아플 수 있습니다. 골반에서 좌우 장골의 배 쪽 부분과 대퇴골의 안쪽(넓적다리의 안쪽 부분) 사이에는 장골근이라는 근육(p186 참고)이 있는데, 이 근육이 수축함으로써 걸을 때 다리를 앞으로 내딛는 움직임(넓적다리를 올리는 동시에 장골도 앞으로 기울어짐)이 생깁니다.

장골근에 힘이 들어가지 못하면 다리를 부드럽게 올릴 수 없으며, 이때 장골은 뒤로 기울어진 상태가 됩니다. 그 결과, 약간의 경사진 언덕에서도 다리가 굉장히 무겁게 느껴지며, 평지에서 걷는데도 발이 걸려 넘어지기 쉽죠. 이러한 증상이 심해지면 '척추관 협착'이라 불리는 상태가 됩니다. 뒤로 기울어진 장골(장골근이 움직이지 않는 상태)이 원인이 되어 발생하는 척추관 협착의 전형적인 증상은 조금만 걸어도 피곤해지고 중간중간 쉬지 않으면 걸을 수 없게 된다는 것이죠.

넓적다리의 바깥쪽(바로 옆) 근육을 만졌을 때 딱딱하게 느껴진다면 장골이 뒤로 기울어져 있을 확률이 높습니다. 골반 개폐운동의 기본이 되는 '골반의 탄력을 회복시키는 방법(p56 참고)'과 장골의 앞뒤 움직임(좌우 균형을 잡는 움직임)의 기본이 되는 '요추 2번의 피로를 풀어주는 운동(p197 참고)', 그리고 골반의 개폐를 부드럽게 하는 '요추 4번 정체법(p140 참고)'을 꾸준히 시도해보세요.

Q13. 고관절과 골반은 어떤 관계가 있나요? (46세)

A. 넓적다리 근육은 다리와 골반 사이 또는 다리와 요추 사이에 붙어 있습니다. 그래서 다리를 움직이면 동시에 골반도 움직이죠. 고관절의 유연성은 곧 골반 근육의 유연성이기도 하고요. 고관절을 부드럽게 만들면 골반의 개폐 움직임도 자유로워집니다. 햄스트링은 넓적다리 뒤쪽 근육으로, 이 근육이 부드러우면 고관절의 움직임도 자유로워지죠. 고관절의 움직임이 좋아지면 일상생활에서 하는 동작만으로도 하반신 근육을 더

잘 사용하게 되어 근육 유지에도 도움이 됩니다.

근육은 원래 힘이 들어가지 않을 때는 느슨해져 있으며, 늘이려고 무리하게 힘을 넣어 늘일 수 있는 것이 아닙니다. 근육은 늘이는 자극을 조금 주고 나서 천천히 이완시켜야 하며, 늘일 때가 아니라 이완되는 과정에서 부드러워진다고 생각하면 됩니다. 단, 시니어 세대가 되면 근육량이 줄어 외관상 부드러워 보일 수는 있죠.

이런 현상은 특히 몸을 앞으로 구부리는 동작에서 두드러집니다. 젊을 때는 근육의 수축력이 강하고 팽팽해서 몸을 앞으로 구부리기 어렵죠. 나이가 들면서 허리나 등 근육이 빠져나가면 근육의 팽팽한 힘도 사라지기 때문에 언뜻 보기에 부드러워 보이는데, 사실 이것은 노화입니다.

고관절 주변의 근육도 마찬가지라서, 만약 단단한 근육이 스스로 느껴진다면 아직 근력이 남아 있다는 뜻도 됩니다. 평소 고관절을 유연하게 만들려고 노력하면 하반신 근육을 유지하는 데 도움이 됩니다. 특히 넓적다리 안쪽 근육은 소실되기 쉽죠. 골반이 벌어진 채 굳어버리면, 발바닥에 실리는 무게 중심이 바깥쪽으로 이동해 다리 바깥쪽 근육 전체에 과부하가 걸리게 됩니다.

그렇게 되면 넓적다리 안쪽 근육을 잘 사용할 수 없게 되어 근육이 점점 소실되고, 그로 인해 바깥쪽 근육에 더욱 부하가 걸리는 악순환에 빠지죠. 고관절의 움직임이 좋으면 다리 안쪽에 무게를 싣기가 수월해져서 넓적다리 안쪽 근육을 잘 사용할 수 있게 됩니다. 넓적다리 안쪽을 만졌을 때 튕기는 듯한 탄력이 있다면 양호한 상태라 할 수 있죠. 단, 사람에 따라 근육의 성질이 다르므로, 부드러운 정도를 다른 사람과 비교하는 것은 별 의미가 없습니다. 스스로 판단했을 때 부드럽다면 그것으로 충분하죠.

Q14. 중년 비만 때문에 고민입니다. (48세)

A. 보기엔 말랐는데 옷을 벗으면 아랫배에 튜브를 끼운 듯한 '튜브 뱃살'을 가진 사람들이 많죠. 이 부분의 지방은 고강도

의 트레이닝이 아니면 태우기가 쉽지 않습니다. 골반을 조인다고 해도 골반 위의 피하지방은 남아 있죠. 엉덩이 근육을 키우는 운동으로도 튜브 뱃살은 좀처럼 사라지지 않습니다. 사실 지방은 보온재 역할도 하므로 미관상의 문제만 빼면 튜브 뱃살이 몸에 나쁜 것은 아닙니다. 한편, 배꼽 주변이 볼록하게 튀어나온 경우, 옆구리를 옆에서 누르면 손가락이 쑥 들어갈 정도로 살에 힘이 없고 처진 느낌이 들 수 있죠. 이럴 땐 배가 차다고 볼 수 있으며, 배를 따뜻하게 하여 위장의 움직임을 활발하게 만드는 것이 좋습니다. 그러면 자동적으로 배가 쏙 들어가고 옆구리 살도 조여집니다.

평소에 무릎 아래쪽을 따뜻하게 하면 비만 예방이 됩니다. 강도 높은 트레이닝을 꾸준히 실천할 의지와 근성이 있다면 비만 걱정 없이 지낼 수 있지만, 트레이닝을 그만두는 순간 체형은 원래대로 돌아갑니다. 한때 하드 트레이닝이 붐을 이뤘던 적이 있는데, 관련 서적들이 일 년 만에 중고서점에 줄줄이 진열되는 신세가 되고 말았죠.

대부분의 사람들이 지속적으로 실천하지 못하고 중도에 포기했다는 것을 보여주는 사례입니다. 여성 보디빌더의 경우엔, 경험을 쌓아서 숙달된 기술로 근육을 만들기 때문에 젊은 연령층보다는 40대에서 강세를 보이는 듯합니다. 음식 조절과 더불어 생활 전반을 트레이닝 중심으로 바꾼 결과 놀라운 몸매로 변신하죠.

하지만 일반인이 도전하기에는 넘어야 할 산이 많습니다. 나이가 들면, 배는 물론이고 엉덩이도 탄력을 잃죠. 24시간 엉덩이에 힘주고 있을 수도 없고요. 중요한 것은 자신이 원하는 순간에 골반을 수축시키는 일입니다. 집중하려고 마음먹었을 땐 골반과 얼굴을 긴장감 있게 유지하고, 필요 없을 때는 느슨한 상태로 돌아오는 일, 이것이 바로 골반의 탄력을 유지하는 최고의 비법입니다.

제6장

노화는 골반을
자유롭게 한다

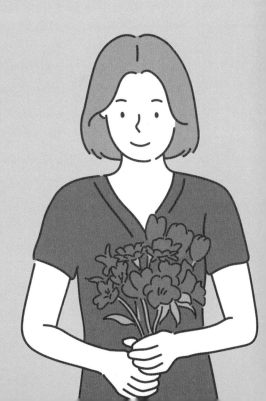

할머니 유전자

갱년기는 유인원에겐 없는 현상이라고 한다. 유인원은 생존 기간 내내 현역이며, 할머니가 되지 않는 셈이다. 다시 말해, 갱년기 이후의 인생은 인간에게만 존재하는 큰 특징이라고 할 수 있다.

인간은 '할머니 유전자'를 가지고 있다는 설도 있다. 인간의 경우, 부모가 육아를 전적으로 맡기엔 여러 모로 힘들기 때문에 조력자로서 할머니가 필요하며, 이러한 이유로 발정기가 사라진 뒤에도 장수한다는 것이다.

옛날에 비해서 최근엔 손주를 돌보느라 눈코 뜰 새 없이 바쁜 60~70 대 노인들이 많다. 손주를 돌보든 돌보지 않든 또 하나의 활동기가 갱년기 이후에 시작되는 것만은 확실하다. 생리 이후로 가는 변혁기, 갱년기를 지나면 지금까지와는 전혀 다른 전망이 펼쳐진다. 갱년기를 무사히 잘 넘긴 사람을 보면, 그 사람의 인생에서 가장 건강한 시기를 보내고 있다는 생각이 들 정도로. 포스트 갱년기에 여성호르몬이 점점 감소한다는 것은, '생리'라는 강력한 리듬으로부터 자유로워짐을 의미한다. 생리로부터 자유로워진 골반은 과연 어떻게 될지, 상당히 절묘하다고도 할 수 있는 그 움직임에 대해 알아보자.

할머니는 엄마보다 강하다

삶의 측면에서 살펴보면 여성은 기본적으로 자립해서 살아갈 힘을 갖추고 있지만, 이러한 능력이 본격적으로 드러나는 것은 갱년기 이후다. '어머니는 강하다'는 말을 많이 하는데, 사실 할머니가 어머니보다 훨씬 강하다. 이해를 돕기 위해 남자의 경우를 설명하자면, 남자에게도 갱년기라고 할 수 있는 시기가 있지만, 골반의 움직임은 여자처럼 뚜렷한 변화를 보이지 않는다. 남자는 자신의 신체 변화보다는 환경에 좌우되는 경향이 강해서, 갱년기로 인해 신체적 '탈력'을 경험하는 것 이상으로 퇴직과 같은 환경 변화에 더 민감하게 반응한다.

여자는 나이가 들면서 '자립적인 할머니'가 된다. 반면, 남자는 점점 더 환경에 좌우되기 쉽고 자립성도 약해져 그다지 어른스럽지 않다. 남자는 심리적으로 외롭고, 가정 또는 사회나 조직에 소속감을 갖고자 한다. 회사처럼 소속되는 곳이 없어지는 은퇴 후에는 특히 아내에게 의존하려고 한다.

언뜻 생각하기에 남자는 간병을 잘 못할 것 같지만, 고령의 부부 중 한 명이 쓰러져 간병이 필요해지는 경우 '살아 있어주기만 해도 좋다'는 마음으로 힘을 쏟는 쪽은 남자다. 그만큼 물리적으로나 정신적으로 의존한다는 뜻이다. 이 시기 남자에겐 여자를 선택할 권리도 힘도 없다. 경제적으로는 힘이 있지만, 그것 이외에는 달리 내세울 만한 힘이 없다. 포스트 갱년기는 남자의 그런 모습이 드러나는 시기라고 보면 된다.

1 대 1로 대면했을 때, 여자의 지배력은 압도적이다. 폭력을 결코 긍정하는 것은 아니지만, 남자의 가정폭력은 여자의 지배력에 대한 저항으로도 보인다. 남자에게 남자다움을 강조하는 마초적인 문화일수록 가정폭력이 심하다고 한다.

부부간의 관계를 보면, 젊을 때는 서로 반발도 하지만 어쨌거나 타협해보려는 의지나 체력이 있는 편이다. 그런데 나이가 들면서는 상대에게 맞출 수 있는 여력도, 맞추고 싶은 마음도 줄기 때문에 서로의 차이를 새삼 깨닫게 된다. 그래서 서로가 적당한 지점에서 포기하거나, 각자의 공간을 마련하거나,

자신에게 맞는 생활 방식을 선택하는 등의 움직임이 갱년기부터 서서히 시작된다.

갱년기를 넘어선 후에 찾아온 자유

탈력기를 무난하게 넘기고 난 이후부터 골반은 필요할 때만 수축하고, 필요하지 않을 땐 이완하는 등 자유자재로 움직인다. 즉, 골반의 자유를 획득하면서 포스트 갱년기가 시작된다. 자신의 본래 모습이 나타나면서 나에게 진정으로 소중한 것과 그렇지 않은 것을 잘 구별하게 되는 것도 이때부터다.

갱년기를 거치면서 자유로워진 사람이라고 하면, 존 레논의 아내 오노 요코가 머릿속에 떠오른다. 40대까지 그녀는 사람들의 비난을 온몸으로 감당해야만 했다. 1980년에 존 레논이 죽었을 때 그녀의 나이는 47세였는데, 혼자가 되고 난 후 오히려 왕성하게 활동하고 있는 것 같다. 그녀는 갱년기에 큰 상실을 경험했고, 40대까지는 과도한 존재감으로 인해 '세계에서 가장 미움받는 사람' 중 하나였다. 하지만 세월이 지나 나이가 들면서 삶을 자유롭게 즐기는 그녀에 대한 호감도는 점점 올라갔다. 특히 60대 이후의 그녀가 젊었을 때보다 더 편안하고 아름다운 미소를 짓고 있다는 걸 감지한 사람이 비단 나뿐만은 아닐 것이다.

생리하는 동안에는 골반의 개폐운동이 생리 리듬에 지배당한다. 진정한 자유는 생리로부터 해방되어 호르몬 변동기를 넘어선 후에 시작된다. 여성들은 포스트 갱년기(안정기)의 삶을 기대해도 좋을 것이다.

Q&A
노화에 대해 알아보자 〜〜〜〜〜〜〜〜〜〜〜

Q1. 젊어 보이는 외모로 가꾸고 싶어요. (50세)

A. 외모에 신경을 쓰는지 여부도 개인차가 큽니다. 나이가 들면서 외모에 관심이 없는 사람은 점점 더 무관심해지고, 신경 쓰는 사람은 더욱더 민감해지죠. 이러한 현상 자체가 나이 들었다는 증거이기도 하고요. '젊어 보이고 싶다'는 욕구 자체는 결코 나쁜 것이 아닙니다. 어떤 측면에서는 삶의 에너지로 작용할 수도 있으니까요.

보톡스 시술보다는 옷이나 자세, 걸음걸이 등 자신 있는 부분에서 젊음을 추구하면 좋겠죠. 젊을 때는 머리 모양도 옷도 유행을 의식해 다른 사람과 비슷해지는 경향이 있지만, 나이가 들면 좀 더 자유롭게 자신의 스타일을 만들 수 있습니다. 본격적으로 개인적인 취향을 드러낼 수 있고요. 예전에는 노인이라고 하면 일률적으로 정해진 스타일이 있었지만 요즘은 훨씬 자유로워졌습니다. 나이가 들수록 거리낌 없이 자신의 개성을 표현할 수 있게 되었지요. 그것이 젊어 보이는 데 효과가 있는지 어떤지는 차치하고라도, 그 사람의 활력과 아름다움, 고유의 '맛'을 이끌어내는 것만은 확실합니다.

예를 들어 최고 동안이라 일컬어지는 1945년생 원로 여배우 요시나가 사유리也永小百合도 집에서는 흐물흐물한 할머니처럼 지내고 있는지도 모르죠. 하지만 연기에 대한 열정과 집중력 덕분에 그녀가 대중 앞에 섰을 때는 기품과 당당함, 아름다움이 돋보입니다. 갱년기에 골반의 수축과 이완을 제대로 몸에 익힌 사람이라면, 그녀처럼 사람들 앞에 섰을 때 생기 넘치는 활력, 기세, 집중력을 보일 수 있다고 생각합니다.

골반은 한 번 충분히 느슨해진 후에, 필요에 따라 수축과 이완이 자유자재로 이루어집니다. 예를 들어 지금까지 제가 만났던 꽃꽂이나 서예 선생님들은 나이가 들어도 배에 힘이 있고 흐트러짐 없이 자세가 아름다웠습니다. 젊을 때부터 계속해왔던 일을 통해 아랫배 중심에 집중하는 자세가 자연스럽게 몸에 밴 덕분이겠죠.

이런 특별한 일이 아니더라도, 누구나 자기 나름의 집중할 수 있는 방법은 있습니다. 아침에 일어났을 때 골반은 느슨해지고 엉덩이는 늘어지고 얼굴은 다소 부을 수 있겠지만, 필요하다고 느꼈을 땐 나름의 방식으로 집중하면서 탄력 있는 얼굴로 변신할 수 있으면 됩니다. 맨얼굴과 화장한 얼굴이 전혀 다른 사람도 있는데, 화장의 직접적인 효과도 물론 있겠지만 화장할 때의 골반 수축 효과도 있다고 생각합니다.

70대 나이에도 매일 2시간씩 공들여 화장하는 사람이 있죠. 화장이나 옷차림의 변화는 단순히 겉모습에만 영향을 끼치는 것이 아닙니다. 등산이나 춤, 여행, 수예, 음악 등의 취미 활동에서도 제대로 집중할 수 있는 시간이 있다면, 그 시간만큼은 골반이 수축되어 '파트타임 여학생'이 될 수 있습니다.

Q2. 골반이 느슨해지면 건망증이 생길 수 있나요? (54세)

A. 네, 맞습니다. 골반이 수축해서 집중력을 발휘할 때는 인지증이 아닌 이상 무슨 일이든 기억할 수 있죠. 그런데 갱년기 이후에 골반이 느슨해지면, 기억과 관련된 집중력이 떨어집니다. 자신이 좋아하고 집중할 수 있는 일은 기억하지만, 그렇지 않

은 일은 쉽게 잊어버리죠. 관심 정도에 따라서 기억할 수 있는지 여부가 크게 달라집니다.

즉 관심이 많을 때만 골반이 수축해서 집중 태세가 되지요. 한마디로 제멋대로라고 할 수도 있고요. 어떤 이야기를 듣다가 관심 있는 화제가 나오면 귀에 잘 들리지만, 이야기가 다른 쪽으로 흘러가면 들리지 않게 되는 것과 같은 이치입니다. 자신에게 불편한 이야기는 들리지 않거나 잊어버리는 것이죠. 망각력이라고도 할 수 있겠네요. 싫은 일은 보지도 듣지도 않고 잊어버리는 것을 보면 이것도 하나의 능력이라는 생각이 듭니다. 이처럼 '정보를 선별하는 필터'가 나이가 들면서 고도로 활성화되는 것 같습니다.

Q3. 나이 든 사람에게 도움이 되는 정체법을 알려주세요. (55세)

A. 나이가 들면 골반의 개폐운동이 자유로워진다는 장점이 있습니다. 자신의 골반 상태에 늘 관심을 가지고 생활한다면 이 장점을 살리는 데 도움이 되겠죠. 화장실에서 간단하게 실

시할 수 있는 정체법인 '골반기저부의 긴장을 풀어주는 호흡법(p95 참고),' 즉 배 속에 공이 있다고 상상하면서 배의 바닥 면 쪽으로 공을 부풀리듯 호흡하기를 습관화하는 것도 좋고요. 또 '혈해혈에 손 올려놓기(p188 참고)'로 넓적다리 안쪽(혈해혈)을 따뜻하게 하면 다리 안쪽에 힘이 잘 들어갑니다. 그다지 많은 수고를 필요로 하는 동작이 아니니, 화장실에 갈 때마다 시도해보세요. 나이가 들면 전체적인 에너지는 줄어들지만, 그만큼 몸의 반응은 더 솔직해지고 온순해지죠. 즐겨볼 만한 시기라는 생각이 듭니다.

【골반기저부를 이완시키는 방법들】

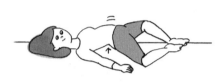

골반의 탄력을 체크하는 방법
& 골반의 탄력을 회복시키는 방법 (p56)

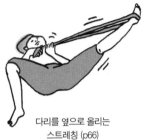

다리를 옆으로 올리는
스트레칭 (p66)

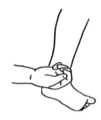

아랫배를 따뜻하게 하는
복사뼈 정체법 (p87)

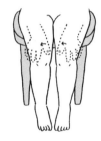

혈해혈(넓적다리 안쪽의 혈)
풀어주기 (p89)

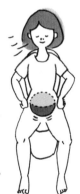

골반기저부의 긴장을
풀어주는 호흡법 (p95)

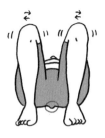

요추 4번 정체법 (p140)

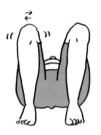

요추 3번 정체법 (p141)

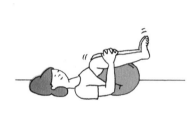

골반을 조이는 간단한 방법
(아랫배에 힘 모으는 운동) (p154~155)

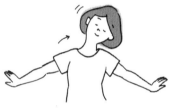

경추 4번을
부드럽게 풀어주는 정체법 (p187)

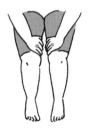

혈해혈에
손 올려놓기 (p188)

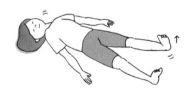

요추 2번의 피로를
풀어주는 운동 (p197)

늘 건강한
골반을 위하여

골반은 일생에 걸쳐 변화를 겪는데, 여성의 경우에는 더욱 그러하다. 골반이 틀어져 있든 그렇지 않든 골반의 균형 상태가 부드럽게 변하고 있다면 괜찮지만, 도중에 굳거나 삐걱대는 불안정한 움직임을 보이면 문제가 있다. 아름답고 부드러운 리듬을 타면서 움직이는 골반은 몸과 마음의 쾌감을 높여준다.

골반은 기본적으로 수축이 잘될수록 이완이 잘되고, 이완이 잘될수록 수축이 잘되기 때문에, '수축↔이완'의 리듬이 지속적으로 반복되어야 이상적이다. 하지만 현실은 그리 녹록지 않아서, 무리하거나 내키지 않는 일을 하면 골반이 틀어지고 만다. 이때 사람들은 자기 나름의 방법으로 대처하게 되는데, 이 과정에서 골반이 잘 이완되면 몸과 마음의 피로가 풀린다. 또한 골반이 탄력을 회복하여 수축과 이완 모두 가능한 중립 상태로 리셋된다.

우선 건강한 골반을 유지하기 위해서는 첫 번째로, 골반이 잘 수축한 다음에 이완하는 것이 중요하다. 골반이 잘 수축되기 위해선 자신이 즐길 수 있거나 좋아하는 것(스포츠, 음악, 댄스 등)에 몰두해야 한다. 그러고 나서 기분 좋은 피로감이 느껴진다면 골반의 수축과 이완이 잘 이루어졌다는 증거다. 예를 들어, 피곤하더라도 휴일에 조깅이나 등산을 하면 적당히 피로해져서 다음 날 몸이 가벼워진다. 이런 기분 좋은 감각은 많은 사람들이 경험해봤을 것이다. 골반의 수축과 이완이 잘 된다는 것은 바로 이런 것이다. 뭐가 되었든 시간 가는 줄 모르고 집중하면 골반이 수축되고, 그 후엔 기분 좋게 이완되어 피로감 그 자체가 기분을 상쾌하게 만든다.

두 번째로 중요한 것은 골반의 이완이다. 간단하게 골반을 이완하려면, 느긋하게 목욕하기, 적당한 음주, 즐거운 식사, 차 마시기, 수다 떨기, 가벼운 산책, 편안한 음악 감상, 멍하게 있기, 기도 등 자신에게 잘 맞는 일상적인 방법을 실천하면 된다. '수축 → 이완'이든, '이완 → 수축'이든 일상생활 속에서 자연스럽게 리듬이 이어지도록 하는 것이 좋다.

여성의 몸에서 일어나는 강력한 리듬에 대해서도 앞서 이야기한 바 있다. 생리 리듬이 곧 골반의 '수축 ↔ 이완'이다. 생리에서 배란에 이르는 상승기와 배란에서 다시 생리로 이어지는 하강기, 특히 골반이 많이 느슨해지는 생리 3, 4일째는 몸이 리셋되는 시기로, 이때 무리하지 않는 것이 중요하다. 생리의 흐름은 매우 강력하다. 흐름이 시작될 때(사춘기)도 불안정하지만, 흐름이 끝나갈 때(갱년기)도 몸과 마음이 불안정해진다. 불안정한 흐름을 애써 억제하지 말고, 힘을 뺀 채 그 흐름에 몸을 맡기면 삶의 깊은 맛을 느낄 수 있다. 특히 갱년기 중에서도 골반이 크게 느슨해지는 탈력기를 몸이 대대적으로 리셋되는 시기로 인식해야 한다. 이는 매우 중요한 의미를 가진다. 생리의 강력한 리듬으로부터 해방되어 골반이 자유자재로 움직이는 것이 바로 이때부터이기 때문이다.

젊을 때는 집중하거나 어떤 일에 몰두하려고 하면, 체력이 남아도는 탓에 그만큼 긴장감이 지나치게 높아져 골반의 하부 수축이 심해지고, 상부 수축이라는 최고의 집중 상태까지 가기가 매우 어렵다. 반면, 나이가 들면 체력이 떨어지는 대신 과도한 하부 수축이 일어나지 않기 때문에 상부 수축으로 순조롭게 이행한다. 지구력이 사라지는 대신 수축이 필요하지 않을 땐 골반이 이완되면서 휴식을 취한다. 즉 결정적인 순간에만 집중했다가 상황이 끝나면 알아서 쉬는, 체력을 잘 보존하면서 효율적으로 집중하는 '골반의 달인'이 되어간다.

전성기와 상실기, 성공과 실패 등 인생의 큰 흐름 속에서 골반이 한껏 느슨해지는 시기는 일종의 전환점이 될 수 있다. 출산 후나 갱년기 등 모든 에너지가 소진되는 특별한 시기에 우리의 몸과 마음은 리셋된다. 보이는 세계도 달라진다. 당황하지 않고 느긋하게 이 시기를 충분히 음미하면서 지내다 보면, 몸의 밑바닥에서부터 의욕과 에너지가 서서히 솟아오르고, 몸과 마음을 마음껏 꽃피울 수 있는 메인 무대가 펼쳐질 것이다.

감사의 글

이 책은 문예춘추文藝春秋사의 편집자인 히구치 아유무樋口步가 오랜 기간 심혈을 기울인 기획의 결정체다. 편집부 이노우에 케이코井上敬子, 야마모토 히로키山本活貴에게도 감사의 인사를 전한다. 특히 나카야마 노리中山法는 기획 단계에서부터 집필에 큰 힘이 되어주었다.

편집부 이외에도 많은 분들의 협력이 없었다면 이 책은 만들어지지 못했을 것이다. 트위터와 페이스북 설문조사에 참여했던 분들께도 감사드린다. 직간접적으로 여러분의 답변 내용이 본문에 고스란히 담겨 있다. 이 책은 지금까지 저자가 만났던 많은 분들의 도움을 받아 태어난 만큼, 더욱 많은 독자들이 '골반의 지혜'를 공유하고 생활 속에서 실천할 수 있게 되기를 진심으로 바란다.

카타야마 요지로片山洋次郎

여자와 골반

초판 1쇄 인쇄 2018년 11월 9일
초판 1쇄 발행 2018년 11월 19일

지은이 카타야마 요지로
옮긴이 정윤아
펴낸이 이범상
펴낸곳 (주)비전비엔피 · 이덴슬리벨

기획 편집 이경원 심은정 유지현 김승희 조은아 김다혜 배윤주
디자인 김은주 조은아 이상재
마케팅 한상철 이성호 최은석
전자책 김성화 김희정 이병준
관리 이다정

주소 우) 04034 서울시 마포구 잔다리로7길 12 (서교동)
전화 02) 338-2411 | **팩스** 02) 338-2413
홈페이지 www.visionbp.co.kr
이메일 visioncorea@naver.com
원고투고 editor@visionbp.co.kr
인스타그램 https://www.instagram.com/visioncorea 아이디 visioncorea
포스트 http://post.naver.com/visioncorea

등록번호 제2009-000096호

ISBN 979-11-88053-37-7 13510

이 도서의 국립중앙도서관 출판시도서목록(CIP)은 서지정보유통지원시스템 홈페이지(http://seoji.nl.go.kr)와
국가자료공동목록시스템(http://www.nl.go.kr/kolisnet)에서 이용하실 수 있습니다.(CIP제어번호: CIP2018033052)